中西医结合

内科学理论与实践研究

郭建恩 著

汕头大学出版社

图书在版编目（CIP）数据

中西医结合内科学理论与实践研究 / 郭建恩著 . --
汕头 ： 汕头大学出版社，2023.6
　　ISBN 978-7-5658-5069-1

　　Ⅰ．①中… Ⅱ．①郭… Ⅲ．①内科－疾病－中西医结
合疗法 Ⅳ．① R505

　　中国国家版本馆 CIP 数据核字（2023）第 126230 号

中西医结合内科学理论与实践研究
ZHONGXIYI JIEHE NEIKEXUE LILUN YU SHIJIAN YANJIU

作　　者：郭建恩
责任编辑：郭　炜
责任技编：黄东生
封面设计：汉唐工舍
出版发行：汕头大学出版社
　　　　　广东省汕头市大学路 243 号汕头大学校园内　邮政编码：515063
电　　话：0754-82904613
印　　刷：廊坊市海涛印刷有限公司
开　　本：710mm × 1000 mm　1/16
印　　张：9.25
字　　数：166 千字
版　　次：2023 年 6 月第 1 版
印　　次：2024 年 3 月第 1 次印刷
定　　价：88.00 元
ISBN 978-7-5658-5069-1

内容简介

  《中西医结合内科学理论与实践研究》是一本系统研究中西医结合内科学理论及其临床实践的专著。本书在阐述西方医学传入相关知识的基础上，对中西医结合的现状与进展进行深入分析，并探索了中西医结合医学的发展与前景。同时，本书还对中西医结合内科常见疾病的诊治进行了深入研究，主要包括呼吸系统疾病、消化系统疾病、泌尿系统疾病、循环系统疾病、血液系统疾病、内分泌系统疾病、神经系统疾病等，旨在为我国中西医结合内科学相关研究添砖加瓦。

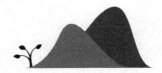

前　言

　　科学发展日新月异，中医药学的发展也与时俱进。中医药学在持续进步中，结合中、西医两种医学体系之所长，充分吸收、利用现代科学和中西医结合研究的新成果，打破以往中、西医学间的藩篱，开创了我国临床医学的新局面，这也是人类医学科学发展的新趋势。

　　中西医结合是一门新兴的学科，是医学学科的完美结合。其崛起和发展，经历了许多困难，历经了时间的检验，经受了众多的学术界的争议，但经过我国广大医务工作者长期的艰苦努力、不懈的追求，现已日臻完善。

　　《中西医结合内科学理论与实践研究》以现代医学病名为主线，参照中西医结合思路和方法，系统地阐述了内科常见疾病的诊治。针对每个疾病，列出简明标准的病因及治疗，使读者对疾病的诊治有一个明确的共识，对常见疾病的新的发展与认识有一个更深的了解。

　　希望本书不但可使西医工作者了解中西医结合与传统医学在医学研究中的进展，而且使中医药工作者能够不断及时地吸取与掌握西医的新思想、新知识、新方法，以便更好地服务于临床。

　　本书编写过程中参考了大量专著和文献，在此，向这些专著的作者、编者和出版社以及为这本书提出宝贵意见的领导、专家和朋友们致以衷心的感谢！

　　最后，受角度和专业经验的限制，本书难免存在不足之处，敬请各位读者批评并指正。

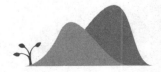

目 录

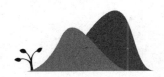

第一章　中西医结合概述

第一节　西方医学的传入

西方医学传入中国，考其源头可追溯至汉唐时期。史载汉朝和唐朝在与"黎轩""拂""大秦"（罗马帝国）经西亚地区的物质交流中，就有西方的药物流入中国。在《医方类聚》所引的《五藏论》中，已提到"底野迦"这种含鸦片制剂，这是一种由西方传入的药剂。《旧唐书·拂传》记载干封二年（667），大秦使节曾献"底也迦"（同底野迦），证实含鸦片制剂在唐初已输入中国。《大秦景教流行中国碑颂》中记载，唐贞观九年（635）大秦景教传入中国，景教徒除传教外，还进行医疗活动。据记载，唐高宗患风眩疾，"头目不能见物"，被景教徒秦鸣鹤治愈。

这时，西方医学的传入是在中西方医学双向交流中进行的。由于当时西方的经济、文化和科学技术水平落后于中国，与其经济、文化、科技发展水平密切相关的医疗技术水平尚不及中国医学，因此西方医学对中国医学的影响很微弱。另外，从西方医学最初传入中国开始，就可以看出西方医学传入中国是与宗教活动相联系的。

一、西方医学正式传入中国

西方医学在 16 世纪开始较具规模地传入中国，这里有中西方经济文化科技发展水平此消彼长变化的历史背景。在 16 世纪的西方，以威尼斯为中心的意大利城市资本主义经济的发展带动文化科技的发展，也包括医疗技术的发展。以意大利为中心的西方文艺复兴运动造成的思想文化上的大解放，使西方从此进入了文化科技全面繁荣的时代，文艺复兴运动的代表人物达·芬奇等人冲破教会的束缚对尸体进行解剖，加深了对人体的了解，使西方医学有了很大发展。

此时的中国，封建社会已到了尽头而走向衰落，经济科技发展相对停滞，统治中国思想文化领域的儒家思想已走到社会发展的反面，中国医学缺乏质变飞跃的动力。在这样的背景下，再加上欧洲掀起了开辟新航道的热潮，西方医学对中国的渗入日渐加强。

16世纪中叶后，欧洲相继派遣传教士到中国，有耶稣会教士利玛窦、庞迪我、熊三拔、龙华民、邓玉函、阳玛诺、罗雅谷、艾儒略、汤若望等，其中多以行医为传教服务。澳门区主教卡内罗于1569年在澳门设立了圣拉斐尔医院和麻风病院。万历二十二年（1594），澳门的圣保罗学院扩充为大学后，设有医科实习班。按张慰丰老师在《中国医学百科全书——医学史》（李经纬、程之范主编，上海科学技术出版社1987年版，第110～112页）中所述，圣拉斐尔医院是外国人在华创办的第一所教会医院，圣保罗大学医科实习班是外国人来华创办的最早的医学校。笔者认为此述值得商榷。一般认为自1557年始，澳门虽在名义上属中国地方当局管治，但是已处于葡萄牙的殖民当局实际控制之下，把圣拉斐尔医院算作中国的第一间西医院，把圣保罗大学医科实习班算作中国第一间西医学校值得商榷。同理，把1828年由郭雷枢在澳开办的诊所算作中国第一间西医院，也值得商榷。（朱潮主编：《中外医学教育史》，上海医科大学出版社1988年版，第65页）不过，由于澳门与内地有密切关系，圣拉斐尔医院和圣保罗大学医科对西方医学传入中国有一定影响。

这一时期，西方医学传入中国的活动带有和宗教活动密不可分的基本特征。耶稣会教士来华后，利用医药作媒介进行传教活动。利玛窦于1583年在今广东肇庆地区，就曾在为病人诊治疾病时劝说患者入教。1693年清朝康熙皇帝患疟疾，传教士洪若翰、刘应献上金鸡纳一磅，张诚、白晋又进上其他西药，治愈了康熙的病。有的传教士除行医外，还翻译医学著作，如在明朝万历年间，由邓玉函译述、毕洪辰整理加工的《人身说概》（约成书于1635年），是西方传入中国最早而且比较完备的解剖学专著。

面对当时闭关自守的中国封建社会，相对封闭保守的中国文化科学体系，以及与之相关的相对封闭保守的中国医学，西方医学对中国医学的影响还相当有限。

二、西方医学大规模传入中国

18世纪开始于英国的西方工业革命，使西方资本主义经济飞跃发展，并带动包括医学科学在内的西方科学技术的飞跃发展。当时西方风起云涌的社会大变革和翻天覆地的时代大变迁，引发了思想观念的大更新，也促进了包括医学科学在内的西方科学技术的发展。迅速发展起来的西方资本主义国家，为其商品寻找新的市场和资本寻找新的出路，对包括中国在内的东方各国进行了大规模的侵略扩张。当时的中国，封建社会已到了末日，长期封闭守旧的经济、文化和科技体系已远落后于西方，被轻视的医术也更加滞后了。随着西方列强冲破中国闭关自守的大门，包括医学科学在内的西方文化科学也涌进了中国大地，西方医疗技术在其中扮演了先导的角色。

英国人皮尔逊于1805—1860年在澳门、广州行医，首先在中国人身上试种牛痘，并将种牛痘技术编成小册子印行。1835年美国传教士伯驾（Peter Parder，1804—1888）在广州开办"眼科医局"（又称"新豆栏医局"，后称"博济医院"），这就是中国境内开办的一间对中国后来西医与西医教育影响深远的西医院。这是由十三行巨商伍敦元以每年500元的低价，将自己的丰泰行租给伯驾办医局，一年后，连500元的租金也免收了。伯驾得到广东巨商伍敦元的捐助，在广州新豆栏街，十三行内购置了一块地皮，建立了一间专科性质的"眼科医局"。医局因设在新豆栏街，故又称"新豆栏医局"。1816年，伯驾在这间医院内用最新的乙醚麻醉技术施行了外科手术。

伯驾创办的这家医院取得了很大成功，他在写给美部会的报告中称："当我们开始尝试每天都接待病人的时候，我发现一些人手里提着灯笼，可以看得出他们在凌晨两三点钟就出来了，以确保能尽早赶到医院；挂号比较紧张的时候，他们甚至在前一天晚上就来了，在这儿待上一夜，这样或许就能够保证早晨挂上号了……关门打烊时还不时有从大老远赶来的人利用某个外国绅士或香港商人为其求情。"

伯驾开办的医院承继人嘉约翰（John Glasgow Kerr，1825—1901），于1866年在博济医院内设立了南华医学校（又称"博济医学校"），这是中国第一间西医学校。该校开始只招男生，1879年招收了第一个女生，这是中国首招女生的医学校。1914年博济医院设立了附设护士学校，这是中国第一家护士学校。中国的医学教育事业，以此为滥觞蓬勃发展起来。

1842年，中国和英国签订《南京条约》，迫使中国开放五大商埠。西医医院在内地大量建立，如上海的仁济医院（1844）、宁波的华美医院（1845）、天津的法国医院（1845）、广州的金利埠医院（1848）、汉口的仁济医院（1866）

和普济医院（1867）、汕头的福音医院（1867）、上海的同仁医院（1867）、宜昌的普济医院（1879）、杭州的广济医院（1880）、天津的马大夫医院（1881）、汕头的盖世医院（1881）、九江的法国医院（1882）、苏州的博习医院（1883）、上海的西门妇孺医院（1885）、武昌的仁济医院（1885）、通州的通州医院（1886）、福州的柴井医院（1887）、福建南台岛的塔亭医院（1887）、北海的北海医院（1890）、南昌的法国医院（1890）、南京的钟鼓医院（1892）、九江的生命活水医院（1892）、保定的戴德生纪念医院（1892）等。西医学校也纷纷开办，到1920年有20余所。大量的西医书籍被编译出来，主持博济医院的传教医师嘉约翰在1859年到1886年间编译了《化学初阶》《西药略释》《裹扎新法》《皮肤新编》《内科阐微》《花柳指迷》《眼科撮要》《割证全书》《炎症新论》《内科全书》《卫生要旨》《体质穷源》《全体阐微》《全体通考》《体用十章》《医理略述》《病理撮要》《儿科论略》《妇科精蕴》《胎产举要》《产科图说》《皮肤证治》《眼科证治》《英汉病目》，在中国还出现了西医药刊物，如博济医院主持嘉约翰主编的《西医新报》，这是我国最早的西医药刊物。另外还有尹端模在广州创办的《医学报》，是中国人自办的最早的西医刊物。

在鸦片战争后的数十年间，西医大规模传入中国，并占据中国医学界的主导地位，中国的医学史也从此翻开了崭新的一页。西医传入中国，把先进的医学技术、医学理论、医疗体系及医学教育模式引入中国。这对中国近现代医学科学和医学教育体系的建立起了奠基作用。

在这一大规模的医学文化传入过程中，西方来华传教士起了关键作用。他们在中国行医和传授医学的动机各不相同。多数是为人道主义或传播宗教的目的。但在当时客观上被西方列强利用为弱化中国人民抗拒殖民主义的意识服务。"泰西大炮不能举起中国门户的横标，而伯驾医师的外科小刀即大开其门。"除认识清楚西方在华教士教会被利用来为殖民主义服务外，我们还要认识到教士教会在华的传授医学活动，对中国医学教育事业的发展有着积极的影响。西医和西医教育系统的传入，将先进的医学理论、医学技术以及医学教育思想和方法引入中国，打破了封建王朝的闭锁局面。这对中国医学科学和近代医学教育体制的确立，具有一定的促进作用。而西医和西医教育系统传入中国，在华教士教会中起了传播者的作用。教会直接促成了我国近代医学科学和医学教育体制的孕育与问世，并为中国近代医学发展的起步奠定了基础。

第二节 中西医结合的现状与进展

一、中西医结合的现状

中西医结合就跟西医和营养的结合一样，是一种非常自然而然的事情，并不存在什么学术之争、领域之争，只是治疗、康复过程中的分工不同而已。

目前中西医结合的方式和途径有以下几个主要方面。

（一）在疾病的诊治中进行结合

在疾病的诊治中进行结合包括在诊断上的病证结合，在治疗时的综合协调，在理论上的相互为用。病证结合就是运用西医诊断方法确定病名，同时进行中医辨证，做出分型和分期。这样就可以从两种不同的医学角度审视疾病，既重视病因和局部病理改变，又通盘考虑疾病过程中的整体反应及动态变化，并以此指导治疗。综合协调是指在治疗的不同环节按中西医各自的理论优选各自的疗法，不是简单的中药加西药，而是有机配合、互相补充，这样往往能获得更高的疗效。理论上相互为用是根据不同需要，或侧重以中医理论指导治疗，或侧重以西医理论指导治疗，或按中西医结合后形成的新理论指导治疗。

（二）对中西医诊断方法的研究进行结合

该方法主要是用西医学和现代科学方法研究中医四诊，或创造新的诊法。其中，开展得最多的是经络诊法和脉诊、舌诊。经络诊法是把中医学关于经络检查所见和西医诊断联系起来，通过相关性研究，创立耳穴诊病法和经络检查法。通过各种脉象仪、舌象仪，把医生诊脉时的指导感觉用图像、曲线、数字等客观指标表示出来，把各种舌诊所见舌苔、舌质的变化通过病理形态学、细胞学、生物化学、血液流变学及光学等方法客观地反映出来；另外对脉象及舌象进行中医相关对照和从病理生理学、生物化学、微生物学、免疫学、血流动力学等多方面进行原因和机理探讨。这项研究有利于中医四诊实现仪器化、客观化和规范化。

（三）对中医治法治则的研究进行结合

该方法主要集中于对活血化瘀、清热解毒、通理攻下、补气养血、扶正固（培）

本等治则的研究。方法是在肯定疗效的基础上，摸清用药规律，筛选方药，进而对适用该治则的有关方药进行药理作用、成分、配伍机制的实验研究，再将所取得的认识放到临床实践中验证。

（四）对中医学基础理论的研究进行结合

中医学基础理论内容十分丰富，有些与西医学理论完全不同，以往曾开展对阴阳学说、脏象学说、气血学说及有关"证"的研究等，主要是从西医角度去探索。其方法是先以临床为据确立研究对象的特征，然后通过建立中医理论的动物模型或动物疾病模型以寻找中西医理论上的结合点。通过对方剂药物的研究进行结合，包括用西医理论和方法对传统方剂的作用加以说明。其特点是医药结合、临床与实验结合、单味药物研究与复方研究相结合。

（五）对针灸及经络研究进行结合

该方法大致有五个方面：一是把针灸应用于西医临床各科，所治疾病有 300 余种；二是传统针刺技术与西医理论和方法结合，创立头皮针、耳针疗法和电针、激光针疗法、穴位注射方法等；三是用生理学、生理化学、微生物学及免疫学方法研究针灸对人体各系统的作用机制，为针灸提供现代科学依据；四是通过对针刺麻醉的临床应用和对针刺镇痛原理研究进行结合；五是在肯定经络现象、总结循经感传规律的基础上，融汇中西医理论，把现代实验方法与科学抽象方法相结合，探索经络机制。

二、中西医结合的进展

在团结中西医和中医科学化的形势下，中西医工作者在中医和西医的结合方面做了大胆的探讨，做了大量的工作。虽然现在还处于起步阶段，有的还只是一种尝试，但是也取得了一定的成就，并且有的还颇具特色。

中华人民共和国成立初期，在团结中西医和中医科学化的医疗形势下，一些西医临床工作者，也开始试用中药治疗疾病，做了部分临床研究工作。由于中华人民共和国成立初的西医对中医药多有成见，有的根本不相信中医能够治疗疾病，所以这一时期这方面的研究不多。

随着药理学研究的深入，许多中药的作用被阐明，这无疑有利于方剂学的研究。根据现代药理研究的成果阐释方剂的功效和作用机理，也自然顺理成章。虽然这样的"方解"现在看来有些牵强附会，但它已经完全抛弃了君臣佐使的传统理论，是方剂学迈向"科学化"的一个雏形，也是方剂"科学化"的大胆探索。在当时来看，如果方剂学都变成像上述方解那样，中医的方剂学确实会变得不伦不类，不仅丢掉了中医的传统理论，而且现代医学对方剂的阐释亦不得要领；同时其所采用的仍然是中医传统所使用的"方解"的研究和思维方法，不是以科学实验为依据的，仍有"臆测"的成分。但是，如果抛弃"臆测"，以科学实据为基础，这也未尝不是发展方剂学的正确方法。可惜的是这种研究方法中有益的一面并没有受到重视和肯定。中医院校现在使用的《中医方剂学》教材，仍然沿袭传统的方剂学研究方法，没有吸收应用现代医学方法研究方剂所取得的成果。其实，如果以科学实据为基础解释一个方剂的功效、主治和方义，就不会不伦不类。对方剂的研究也应像对中药药理的研究一样，应用现代医学的研究方法，对方剂逐一进行研究，并最终得出科学的结论。中华人民共和国成立初期由于科研水平较低，还不能较清楚地对中药和方剂进行深入的研究，有些急于求成和牵强。21世纪的今天，应该在方剂学的研究中开辟一片新天地。

在内科学的中西结合方面，基本上是完全采取西医的诊断方法；在对病因病理的解释上，则是既取中医，又取西医；治疗则是全部取自中医，按照中医的理论辨证论治。不仅在内科学方面，在其他临床学科方面也是这样。这一时期兼通西医的中医工作者，多认为中医长于治疗而短于理论，应取西医理论补中医之短。在临床方面，逐渐形成了一种"西医诊断、中医治疗"的模式。这是一种成功的中西医结合模式，后来进一步发展完善成为西医辨病、中医辨证，病证结合的中西医结合模式。

中西医关系问题是一个近代以来一直没有得到妥善解决的复杂的社会问题。在毛主席关怀下确定的中华人民共和国卫生工作建设的三大方针"面向工农兵""预防为主""团结中西医"，以及毛主席为第一届全国卫生工作会议题词"团结新老中西各部分医药卫生工作人员，组成巩固的统一战线，为开展伟大的人民卫生工作而奋斗"，虽然明确了解决这一问题的基本原则，但具体的中医政策的制定，还有赖于决策者更加细致的工作。

中华人民共和国成立初期卫生部领导人一方面借鉴延安卫生工作经验；另一方面受废止中医思潮的影响，把中西医团结和中医科学化确定为中医政策的两大主题。1951年，国家先后发布《中医师暂行条例》《中医师暂行条例实施细则》

《中医诊所管理暂行条例》《中医诊所管理暂行条例实施细则》及《关于组织中医进修学校和中医进修班的规定》，不仅极大地限制了中医执业，而且开始了改造中医使之成为"科学医"的中医进修教育，使中医学面临着不能正常传承和发展的危险。

1953年4月开始，毛主席发现卫生部存在的严重问题后，多次对中医工作过问、批评和教育，对轻视、歧视、限制中医的错误做法及时进行了批判和纠正。1954年10月26日，中央文委党组在《关于改进中医工作问题给中央的报告》中建议，成立中医研究院，吸收中医参加大医院工作，扩大和改进中医的业务，改善中医的进修工作，加强对中药的产销管理，整理出版中医书籍，中华医学会吸收中医参加，使之成为全国医学界的群众性的学术团体。这些建议于1954年11月23日被中央批准执行，后来基本得到了落实。1958年6月，中医研究院创办的全国第一个中医研究班结业。毛主席于1958年10月11日对卫生部《关于西医学习中医离职班情况成绩和经验给中央的报告》做了重要批示，要求各省市举办西医离职学习中医的学习班，并指出"中国医药学是一个伟大的宝库，应当努力发掘，加以提高"。在毛主席批示的鼓舞下，全国迅速掀起了西医学习中医、广泛开展中西医结合的群众运动。

国家高层领导人周恩来对中西医结合工作也给予了极大的关注。1970年夏，他特意指示卫生部着手全国中西医结合工作会议筹备工作，一些中西医结合研究项目开始重新启动。1970年年底，他亲自主持召开了全国中西医结合工作会议，对22项中西医结合研究成果进行了表彰，并在会议期间接见了全体与会代表，与取得重要成就的专家一一亲切交谈，肯定了中西医结合工作的成绩并指明了今后努力的方向。

1977年7月22日—8月15日，卫生部召开了全国中西医结合规划工作座谈会，讨论制定了《1976—1985年全国中西医结合十年发展规划》（以下简称《规划》）。该《规划》将此前党和政府提倡的作为中西医结合研究方法的"现代科学方法"改为"近代科学知识和方法"，将作为中西医结合研究目标的"丰富现代医学科学"改为"逐步提出中西医结合的基本理论"，将教学、医疗、科研方面的中西医结合"规划"改为中国医学发展的主流。

20世纪70年代曾出现过"中西医结合是中国医学发展的唯一道路"的提法，这种提法不可能得到中医界和西医界的认可。中西医结合研究既无法在短期内取得突破性进展以取代自成体系的中医理论，也不应阻碍中国现代医学赶超世界先进水平的步伐。1979年12月中国科学技术协会在广州召开有中医、西医、中西医结合、自然辩证法各界人士600人参加的医学辩证法讲习会，展开了关于中西医结合问题的讨论和争鸣。卫生部领导人面对明显而严重的意见分歧，不得不进行认真的分析和思考，最后认为中西医结合的方针应当坚定不移地加以贯彻。

　　1980年3月6日至13日，卫生部组织召开全国中医和中西医结合工作会议。会议总结经验，重申党的中医政策，提出了发展中医和中西医结合工作的指导方针："中医、西医和中西医结合这三支力量都要大力发展，长期并存，团结依靠这三支力量，推进医学科学现代化，发展具有我国特点的新医药学，为保护人民健康，建设现代化的社会主义强国而奋斗"[中共卫生部党组关于加强中医和中西医结合工作的报告（1980年9月25日）内部发行]。"三支力量都要大力发展，长期并存"，是一个适合中国现实国情和科学发展规律的正确方针，制定这一方针并使医学界的思想在这一方针的指导下统一起来，是这次会议的重大成功。这一功绩将永远载入中国医学发展的史册！

　　"广州会议"上关于中西医能不能结合的学术争议，引起了中西医结合界学术带头人的反响，他们一致认为应该成立自己的组织，坚持中西医结合，用事实来回答认为不可能结合的人们，于是发起了成立中西医结合研究会的倡议书。1980年3月召开的全国中医和中西医结合工作会议上，将创办《中西医结合杂志》和创立中西医结合研究会列为"今后的任务"。1981年7月20日《中西医结合杂志》发行创刊号，11月8—12日，隶属于中国科协全国性一级学会的中国中西医结合研究会成立大会暨全国中西医结合学术讨论会在北京举行，会议讨论通过了中国中西医结合研究会章程并选举产生了第一届理事会。

　　站到21世纪初期的阶梯上回首中华人民共和国70年的历史，可以清楚地看到中西医结合发展的道路在20世纪80年代初期出现了明显的转折，医学界内部的矛盾与多种社会因素共同构成了这一转折的动因。相对摆脱了号召的鼓动，把被动地执行政策变成了自觉的科学研究，是20世纪80年代初期以后中西医结合研究者表现出的一大特征，首先是这一特征，将此前约30年的时间，划成了中西医结合的第一阶段。

　　中西医结合第二阶段的另一个重要特征是医疗、科研队伍的相对独立。中西医结合界的学术组织"中国中西医结合研究会"，产生了巨大的凝聚力，每年组织召开多次全国性中西医结合学术会议，对加强中西医结合队伍内部的团结和促进学术交流做出了重要贡献。1991 年 10 月该会改称"中国中西医结合学会"，全国各省市相继建立了中西医结合分会，并先后成立了 30 多个专业委员会，深入开展了中西医结合临床和理论研究工作。至今中国中西医结合学会会员已有 6 万余人。《中西医结合杂志》作为中西医结合工作者的学术载体，不仅及时反映了中西医结合研究的成果和结论，而且在宣传中西医结合方针、增强中西医结合研究者的信念、树立中西医结合队伍的形象等方面都发挥了重要作用。该刊 1992 年更名为《中国中西医结合杂志》，1995 年英文版创刊，现称 *Chinese Journal of Integrative Medicine*（中国结合医学杂志），内容与中文版不同，由欧美等多国著名医学家担任编委，其科学性和应用性得到了国内和国际社会的广泛认同。

中西医结合队伍的相对独立是针对中医队伍而言的，而相对独立的意识最先产生在中医界。1982 年 4 月 16 日至 22 日，卫生部在湖南省衡阳市召开了全国中医医院和高等中医教育工作会议，制定了《关于加强中医医院整顿和建设的意见》《全国中医医院工作条例》《努力提高教育质量，切实办好中医学院》3 个文件，主要提出了加强中医事业建设、保持和发扬中医特色的问题，认为不把中医机构建立起来，中医的医疗、教学、科研就没有基地；有了中医机构而不保持和发扬中医特色，则仍不可能起到发展中医事业的作用，也就失去了作为中医机构的意义。"衡阳会议"精神的贯彻，引发了一阵"纯中医"的思潮，甚至有人提出"非中医人员一律要从中医机构中调走"的要求。1982 年 11 月 14 日，《健康报》发表评论员文章"全面理解保持中医特色问题"对这种思潮进行了批驳。

1982 年 11 月 26 日至 29 日，卫生部在河北省石家庄市召开"全国中西医结合和综合医院、专科医院中医科工作会议"，其中心议题是为"衡阳会议"后出现的一些新问题研究对策。"石家庄会议"制定的《关于加强中西医结合工作的意见》中，强调了加强中西医结合工作需要认真解决的几个问题。其中一些问题的解决，在一定程度上壮大了中西医结合队伍，加强了中西医结合研究的阵地，促进了中西医结合的相对独立发展。《关于加强中西医结合工作的意见》还强调了"中西医结合是一项长期艰巨的任务，要经历一个由简单到复杂，由初级到高级，由量变到质变的发展过程"。这是对既往中西医结合工作中存在的急躁情绪的极有意义的反思。"衡阳会议"和"石家庄会议"是中国现代医学史上两次具有重要影响的会议。两次会议精神的落实，使中国医学界真正出现了三支力量并存的新局面。中医机构的中医特色得到了加强，中医学院的西医课时大幅度削减；中西医结合界则加强了综合医院中医科的建设，并创建了中西医结合医院、中西医结合研究所，重建了自己的医疗和科研基地；创办了中西医结合研究生高等教育，培养了自己的接班人。被迫撤出中医阵地的中西医结合队伍不断壮大，日渐人才济济，并有几位学术带头人当选为中国科学院或中国工程院院士，跻身于中国科学界的最高殿堂。

第三节　中西医结合医学的发展与前景

中医和西医是在不同的文化背景、不同的生产力水平上发展起来的不同的医学体系，它们都为生命科学的进步和人类的健康事业做出了巨大贡献。

中医与西医是两个不同的医学理论体系，从两者的观念、方法到概念、范畴，各不相同，不可通约。因此，中医的医疗、教学、科研、管理必须符合中医的理论与临床特点。人们常说：有为才能有位。处于世纪之交的中医，绝非无可作为，关键是"如何为"的问题。若以西代中，则中医错位。从这个角度看，当前中医必须彻底摆脱从属于西医的地位，并牢牢站稳自己的科学位置，有位才会有大作为。因此，全面贯彻"中西医并重"的战略方针，首先要彻底走出完全"西化"的误区。

从辩证唯物史观来看，21世纪中华文化必将复兴，中医药学是中华文化的瑰宝，也必将振兴。而中医药学两千多年来随着时代的要求，在各个时代都有较大的发展，如果从临床医学角度看，当时是走在世界的最前列的。由于近百年中医备受煎熬，对比西方医学的突飞猛进，的确存在学术危机。中医药学21世纪的发展，的确需要来一次凤凰涅槃，中西医相结合的确是办法之一。过去中西医结合出了不少成果，如针刺麻醉、急腹症非手术治疗、青蒿素等。但这一切并不能引起中医理论的质变，主要是在基础理论上未有重大的成果。我认为主要原因是客观原因多于主观努力。余云岫、王斌的思想在卫生部门影响很大而且很深远，使针刺麻醉与急腹症的研究没有得到推广与提高。如果20世纪50年代中医治疗乙型脑炎能受到卫生领导部门的重视而不是排斥，花大力气研究中医，为什么没有微生物学说，却能治疗病毒性传染病，而且其疗效还远远高于世界医学，若研究至今一定能为医学做出大贡献。中医药学真正得到扶持是 1986 年 12 月国家中医药管理局成立之后才开始的，现在政府对中医越来越重视，是中医药学大有作为的时候。中医药学不是中医人群的，中医药是中华文化的瑰宝，发扬瑰宝是全体炎黄子孙的责任。凌锋教授等专家在广东省中医院脑血管病中心成立时表示：跟在外国之后超越西方不容易，打个平手已很难了，若与中医药学相结合，超越西方便有可能了。可见毛泽东发动西医学中医是对的。但半个世纪了，合起来人数几何！中西结合，搞好搞大，必须发动西医专家把目光投向中医，西医高等教育必须大量增加中医药学的课时，为今后的中西医结合打好百年基础。

在此，面对 21 世纪，必须使全国上下清楚地认识到：中医正处于一个千载难逢的全面振兴的前夜，必须抓住机遇，不可彷徨、蹉跎。具体可以从以下两方面入手：

其一，20 世纪，在西医飞速发展的同时，越来越暴露出西医无法克服的自身观念、理论的局限性；西药化学合成药物的毒副作用以及 2/3 以上的内科疾病缺少特异性治疗的现实，迫使西医不得不"回归自然"，希望从传统医学中求得互补与自救。而在世界的传统医学领域，形成相对完整理论体系者，只有中医。其他各国的传统医学，在理论上尚处于粗浅的萌芽水平，实际上只是经验性的传统治疗方法与技术而已。当今，西医向传统医学求得互补，其视野已经集中在中医上了，所以"中西医并重"很可能发展为 21 世纪人类医学的大趋势，从这个意义上来讲，"中医要堂堂正正地走向世界"，就是要把国外没有的地地道道、原原本本的中医，传播到世界各国去。尽管在这个过程中需要有计划、分步骤地进行，但绝不是把中医西化以后再送到国外去。

其二，中国是中医的故乡，也是世界上唯一的中药材生产大国。在满足国内需求的同时，逐步把药材推向世界，那么中医就很可能发展为我国最大的知识经济产业。

尽管由于人们所期望的中西医在结合上存在巨大的困难，目前甚至有学者认为用西医学方法对中医理论研究是徒劳的，但相信随着科学技术的发展，运用正确的科学思维和方法，中医理论终将会被证实、接受、容纳、取代，中西医结合是世界医学发展的历史必然。未来应在医学平衡观的指导下运用更先进的科技手段向着宏观与微观更加深入地探索。在探索过程中某些方面可趋向同化而不过分强调区别，整体相容而能互为引用，如检测手段已被普遍作为中医诊病与观察疗效的内容，而辨证内容也成为西医临床的一个方面，世界医学难题将被这种结合所攻克。因此，我们相信 21 世纪将是人类医学迅猛发展的新时代。

鉴于目前中西医结合面临的现状，提出以下几点建议：

第一点，国家各级卫生主管行政部门对既往的卫生工作方针中有关中医药发展的政策举措，尤其对所谓"中西医结合"的方针政策应进行冷静、全面、客观、合理的彻底检讨。一方面要反对"民族虚无主义"，给予中医作为主要构成部分的祖国医学以恰如其分的肯定与扶持；另一方面要反对民族虚妄主义，承认传统医学仅可作为现代与未来医学的一个补充性的组成部分，予以适当的利用及适度的现代研究发展，避免医疗资源的浪费。

第二点，要特别注意尊重、保存与保护中医学、中医药事业的本色，在现代化的发展过程中防止其进一步衰落，甚或嬗变。

第三点，要立即改变现有的完全不合理之培养教育中医药事业后继人才之方针与方法，依照中医药学的自身规律，大幅减少中医药院校而提倡真正有效的师徒传授沿袭之传承接代模式。

第四点，要从政策与举措上确保中医医疗机构的中医特色的应有之发扬光大，而非在数量上的勉强维持与扩充。

第五点，在摆正中医药事业位置与规模的基础上，由具有权威资格的中医药学术机构有限量地审定负有"中西医结合"研究课题之使命的研究所及其附属教学与科研医疗单位。不允许社会上随意假借"中西医结合"名义，行"挂羊头卖狗肉"之实的大小医疗实体单位来鱼目混珠，骗取钱财，由此而歪曲、丑化并进一步贬损中医药事业，同时也有碍于中西医结合研究的未来发展前景。

第六点，目前，应当遵循"简、实、小、支"之原则开展中西医结合的科学研究：①简单。任何科研工作一般均宜从先易后难做起。就中西医结合这一宏大而颇艰难、前景难测的困难任务来说，只能从简易之处切入，逐步深入、扩大战果。②实用。从现代医疗的实际应用状况出发，找准急需解决的医学临床与科研课题，组织精英力量予以突破；并由此实施"以点带面"的战略战术。③从小规模做起。无论科研单位及课题目标均宜从小做起，切勿急功近利，功利动机过强必然会导致走向庸俗化的歧路。④国家应给予必要财政支持，即有实用价值之应用科研课题的研究，政府主管部门可给予适度财力支持，在取得成效的情形下，研究成果应在社会效益与经济效益两个方面回馈社会。

第二章　中西医结合呼吸系统疾病诊治

第一节　支气管哮喘

支气管哮喘（bronchial asthma）简称哮喘，是一种多因素的异质性疾病，常以慢性气道炎症为特征；既往有喘息、气短、胸闷和咳嗽等呼吸道症状并随时间和强度改变，并伴有可逆性气流受限。

哮喘是一种常见的、慢性呼吸系统疾病，在不同的国家中占的比例从1%到18%不等。哮喘以可变的症状如喘息、气短、胸部紧迫感和（或）咳嗽为特征，伴有可逆的气流受限，症状和气流受限均随时间和强度改变，这些改变通常由锻炼、过敏原和刺激因素、天气改变或者病毒性呼吸道感染所诱发。

本病与中医学中的"哮病"相似。

一、病因

（一）西医病因

目前认为哮喘多数是在遗传的基础上受到体内、外某些因素激发而产生的。

1. 遗传因素

哮喘的发病因素较复杂，现在还不十分清楚，大多认为与多基因（IgE调节基因和特异性反应相关的基因）遗传有关，其中以患者对环境中某些激发因素具有高反应性为重要特征。

2. 激发因素

（1）吸入物

吸入物包括特异性和非特异性两类。前者如花粉、尘螨、动物毛屑、真菌等；后者包括硫酸、氨气、氯气、工业粉尘、油烟、甲醛、甲酸、煤气、二氧化硫等。

（2）感染

细菌、病毒、支原体、寄生虫、原虫等感染。

（3）食物

鱼、虾、蟹、牛奶、蛋类等。

（4）药物

阿司匹林（阿司匹林诱发哮喘，如患者有鼻息肉或慢性鼻窦炎，又对阿司匹林耐受低下，称为阿司匹林三联征）、普萘洛尔（普萘洛尔，可阻断 β_2 受体而引起哮喘）等。

（5）其他

剧烈运动、气候骤然变化、妊娠、月经、精神因素、接触工业染料、农药等也可诱发哮喘。

（二）中医病因病机

哮病由于外邪、饮食、情志、劳倦等诱因，引动内伏之宿痰，致痰阻气道，肺气上逆，气道挛急而发病。伏痰的产生，主要由于肺不能布散津液，脾不能运化精微，肾不能蒸化水液，以致津液凝聚成痰，伏藏于肺，成为发病的"夙根"。

1. 发作期

哮病发作的基本病理变化为"诱因"引动"内伏之痰"，痰随气升，气因痰阻，相互搏结，壅塞气道，肺气宣降失常，气道挛急狭窄，通畅不利，而致痰鸣如吼，咳痰喘促。

哮病的病位主要在肺系，发作时的病理关键为痰阻气闭，以邪实为主。由于诱因不同，体质差异，故有寒哮（冷哮）、热哮之分。

（1）冷哮

寒痰伏肺，或素体阳虚，痰从寒化，遇风寒外感，或吸入烟尘、花粉、动物毛屑、异味等，或贪食生冷，寒饮内停，或进食海膻发物，致痰升气阻，肺失宣降，肺管狭窄。

（2）热哮

素体热盛，痰从热化，或伏痰遇风热外感，或嗜食酸咸甘肥，积痰蒸热，热痰蕴肺，壅阻气道，肺失宣降，肺管狭窄，发为哮喘。

（3）喘脱

严重者发作持续不解，致肺气欲绝，心肾阳衰，可发生喘脱危候。

2. 缓解期

若长期反复发作，寒痰伤及脾肾之阳，痰热耗灼肺肾之阴，则可由实转虚，平时表现肺、脾、肾等脏气虚弱之候。在平时自觉短气，疲乏，并有轻度哮喘，难以全部消失。

（1）肺虚

哮喘日久，肺虚不能主气，气不化津，则痰浊内蕴，肃降无权，并因卫外不固，而更易受外邪的侵袭。

（2）脾虚

哮喘日久，脾失健运，不能化水谷为精微，上输养肺，反而聚湿生痰，上贮于肺。

（3）肾虚

哮喘日久，肾虚气损，不能摄纳肺气，气浮于上，动则气急。肾精亏虚，摄纳无权，则阳虚水泛为痰，或阴虚虚火灼津成痰，上干于肺，加重肺气之宣降失常。

由于肺、脾、肾三脏之间的相互影响，临证表现为肺脾气虚或肺肾两虚之象。

二、治疗

（一）治疗思路

目前尚无特效治疗办法，但长期规范化治疗可使哮喘症状得到控制，减少复发甚至不发作。治疗原则：脱离变应原，舒张支气管，治疗气道炎症，以缓解哮喘发作及控制或预防哮喘发作。

中医治疗当宗朱丹溪"未发以扶正气为主，既发以攻邪气为急"之说，以"发时治标，平时治本"为基本原则。缓解期中医治疗具有优势，通过补益肺脾肾，可提高机体免疫力，预防和减少复发。

部分中药可减少炎性介质对气道的浸润，拮抗炎性细胞释放炎性介质，改善气道黏液高分泌。中西医结合治疗能有效减少哮喘发作频率，改善临床症状，提高患者生活质量。

（二）西医治疗

1. 脱离变应原

立即脱离变应原是防治哮喘最有效的方法。

2. 药物治疗

（1）支气管舒张剂

① β_2 受体激动剂。作为激素的补充治疗，是缓解轻中度急性哮喘症状的首选药物，也可用于运动性哮喘的预防。

沙丁胺醇（salbutamol）、特布他林（terbutaline）、非诺特罗（fenoterol）等，属短效 β_2 受体激动剂，作用时间为 4～6 小时。丙卡特罗（procaterol）、沙美特罗（salmeterol）和福莫特罗（formoterol）等属长效 β_2 受体激动剂，作用时间为 10～12 小时。长效 β_2 受体激动剂尚具有一定的抗气道炎症、增强黏液—纤毛运输功能的作用，适用于夜间哮喘。长期应用 β_2 受体激动剂可导致患者 β_2 受体功能下调，气道反应性增高，会增加哮喘发作次数，因此不宜长期应用。

②茶碱类。是我国第一线夜间发作首选药。本品与 β_2 受体激动剂联合应用时易诱发心律失常，应慎用，并适当减少剂量。与糖皮质激素合用具有协同作用。

③抗胆碱药物。异丙托溴铵可阻断气道平滑肌上 M 胆碱受体，抑制胆碱能神经对气道平滑肌的控制，使气道平滑肌松弛，气道扩张。其与 β_2 受体激动剂联合吸入具有协同作用，尤其适用于夜间哮喘。选择性 M_1、M_3 受体拮抗剂如泰乌托品（噻托溴铵 tiotropium bromide）作用更强，持续时间更长，不良反应更少。

（2）抗炎药

此类药物主要治疗哮喘的气道炎症，故称为抗炎药。

①糖皮质激素。糖皮质激素是最有效的抗变态反应炎症的药物。给药途径包括吸入、口服和静脉应用等。

吸入剂：吸入治疗是目前推荐长期抗感染治疗哮喘的最常用方法，包括倍氯米松（beclomethasone，BDP）、氟替卡松（fluticasone）和布地奈德（budesonide）等，轻症哮喘吸入量为 200～500μg/天，中度持续者 500～1000μg/天，重度持续者一般每日超过 1000μg（不宜超过每日 2000μg，氟替卡松剂量宜减半）。吸入药物全身副作用少，少数可引起口腔念珠菌感染、呼吸道不适和声音嘶哑，吸药后应用清水漱口。长期使用较大剂量（每日超过 1000μg）者，应注意预防全身不良反应，如骨质疏松、肾上腺皮质功能抑制等。为减少吸入大剂量糖皮质激素的副作用，可与长效 β_2 受体激动剂、控释茶碱或白三烯受体拮抗剂等联合用药。

口服剂：泼尼松、泼尼松龙。用于吸入糖皮质激素无效或需要短期加强的患者，可大剂量短疗程（每日 30～60mg）应用。

静脉用药：重度至严重哮喘发作时应及早应用琥珀酸氢化可的松（每日 100～400mg），注射后 4～6 小时起作用，亦可用地塞米松（每日 10～30mg）。甲泼尼龙（每日 80～160mg）起效时间更短（2～4 小时）。症状缓解后逐渐减量，然后改口服和吸入雾化剂维持。

②色甘酸钠。色甘酸钠为非激素类吸入性抗炎药，作用机制还不完全了解，已知的作用是以剂量依赖形式抑制人类部分 IgE 介导的肥大细胞释放介质，对肺泡巨噬细胞、嗜酸性粒细胞、中性粒细胞和单核细胞等炎症细胞具有细胞选择性和介质选择性抑制作用。色甘酸钠雾化吸入 3.5～7mg 或干粉吸入 20mg，每日 3～4 次，经 4～6 周治疗后无效者可停用。

③其他药物。白三烯拮抗剂扎鲁司特（zafirlukast）20mg，每日 2 次，或孟鲁司特（montelukast）10mg，每日 1 次。白三烯抑制剂是目前治疗哮喘应用较为广泛的药物。酮替酚（ketotifen）和新一代组胺 H_1 受体拮抗体阿司咪唑、曲尼司特、氯雷他定对轻症哮喘和季节性哮喘有一定的效果，也可以与 β_2 受体激动剂联合用药。

3. 急性发作期的治疗

（1）轻度哮喘

吸入短效 β_2 受体激动剂，如特布他林、沙丁胺醇。可选用手控定量雾化（MDI）或干粉剂吸入（每日 200～500 μg），显效快（5～10 分钟），因维持时间不长（4～6 小时），可间断吸入。效果不佳时，可选用 β_2 受体激动剂控释片（每日 10 mg）或茶碱控释片（每日 200 mg），或雾化吸入异丙托溴铵。

（2）中度哮喘

吸入 BDP 每日 500～1000μg，规则吸入 β_2 受体激动剂（沙丁胺醇或特布他林）或口服长效 β_2 受体激动剂。氨茶碱是目前治疗哮喘的有效药物，可用 0.25g～0.5g 加入 5%～10% 葡萄糖注射液稀释后缓慢静脉滴注，若仍不能缓解，可加用异丙托溴铵雾化吸入，加服白三烯拮抗剂，或口服糖皮质激素（泼尼松，每日＜60mg）。

（3）重度至危重度哮喘

①氧疗。一般吸入氧浓度为 25% ~ 40%，并应注意湿化，可用鼻导管或面罩吸氧，使其保持 $PaO_2 > 60mmHg$，$SaO_2 \geqslant 90\%$，监测血氧，注意预防氧中毒。

②糖皮质激素。常用琥珀酸氢化可的松（每日 100 ~ 400mg 静脉滴注）、地塞米松（每日 10 ~ 30mg）或甲泼尼龙（每日 80 ~ 160mg，静脉注射）。病情好转（3 ~ 5 日）后可改为口服泼尼松（每日 30 ~ 40mg），吸入糖皮质激素二丙酸倍氯米松（BPP，每日 300mg），也可用超声雾化吸入布地奈德。

③支气管扩张剂的应用。雾化吸入沙丁胺醇（0.5% 沙丁胺醇 1mL 用适量的 0.9% 氯化钠注射液稀释）；皮下或肌内注射沙丁胺醇每次 500μg（每次 8μg/kg 体重），可重复注射；静脉注射沙丁胺醇每次 250μg（每次 4μg/kg 体重）；氨茶碱静脉推注或静脉滴注（5mg/kg 体重）；250 ~ 500μg 溴化异丙托品加入 2mL 0.9% 氯化钠注射液雾化吸入，每日 4 ~ 6 次。

④维持水电解质平衡。纠正酸碱失衡，纠正呼吸衰竭。

⑤抗生素的应用。并发感染者，选择有效抗生素，积极控制感染是治疗危重症哮喘的有效措施。

⑥其他。及时处理严重气胸。并发气胸时，机械通气应在胸腔引流气体条件下进行。

⑦机械通气。如病情恶化缺氧不能纠正时，应进行无创或有创机械通气。

4. 哮喘非急性发作期的治疗

制定哮喘的长期治疗方案，其目的是防止哮喘再次急性发作。根据哮喘非急性发作期的病情评价，并按病情不同程度选择适当的治疗方案。

（1）间歇至轻度

按个体差异吸入 β_2 受体激动剂或口服 β_2 受体激动剂以控制症状。口服小剂量茶碱，也可定量吸入小剂量糖皮质激素（每日 $\leqslant 500\mu g$）。

（2）中度

按患者情况吸入 β_2 受体激动剂，疗效不佳时改用口服 β_2 受体激动剂控释片，口服小剂量控释茶碱，口服白三烯拮抗剂，如孟鲁司特、扎鲁司特和 5 —脂氧酶抑制剂等。亦可加用抗胆碱药，定量吸入糖皮质激素（每日 500 ~ 1000μg）。

（3）重度

应规律吸入 β_2 受体激动剂或口服 β_2 受体激动剂及茶碱控释片，或 β_2 受体激动剂联用抗胆碱药或加用白三烯拮抗剂口服，吸入糖皮质激素量每日超过1000μg。若仍有症状，需规律口服泼尼松或甲泼尼龙，长期服用者，尽可能将剂量维持于每日不超过10mg。

以上方案为基本原则，但必须个体化，联合运用，以最小量、最简单的联合，副作用最少，达到最佳控制症状为原则。

5.免疫疗法

包括特异性和非特异性两种，前者又称脱敏疗法。脱敏疗法即采用特异性变应原（如花粉、螨、猫毛等）做定期反复皮下注射，剂量由低至高，以产生免疫耐受性，使患者脱敏。脱敏治疗可产生局部反应（皮肤红肿、瘙痒、皮疹等）、全身反应（包括荨麻疹、喉头水肿、支气管痉挛甚至过敏性休克），因此，脱敏疗法应在具有抢救措施的医院进行。非特异性免疫疗法，如注射转移因子、卡介苗、疫苗等生物制品，以抑制变应原反应的过程，有一定的疗效。

（三）中医治疗

1.辨证论治

（1）发作期

①寒哮证。症状：呼吸急促，喉中哮鸣有声，胸膈满闷如塞；咳不甚，咯吐不爽，痰稀薄色白，面色晦滞带青，口不渴或渴喜热饮，天冷或受寒易发，形寒畏冷；初起多兼恶寒、发热、头痛等表证。舌苔白滑，脉弦紧或浮紧。

治法：温肺散寒，化痰平喘。

方药：射干麻黄汤加减。痰涌喘逆不得卧，加葶苈子泻肺涤痰；表寒内饮，可用小青龙汤，加苏子、白前、杏仁、橘皮等化痰利气；哮久阳虚，发作频繁，发时喉中痰鸣如鼾，气短不足以息，咳痰清稀，面色苍白，汗出肢冷，舌淡苔白，脉沉细者，当温阳补虚，降气化痰，用苏子降气汤，加黄芪、山茱萸、紫石英、诃子、沉香之类；阳虚甚者，加用附子、补骨脂等温补肾阳。

②热哮证。症状：气粗息涌，咳呛阵作，喉中哮鸣，胸高胁胀，烦闷不安；汗出口渴喜饮，面赤口苦，咳痰色黄或色白，黏浊稠厚，咯吐不利，不恶寒。舌质红，苔黄腻，脉滑数或弦滑。

治法：清热宣肺，化痰定喘。

方药：定喘汤加减。肺热内盛，寒邪外束，加石膏配麻黄清热解肌；表寒重，加桂枝、生姜解表；若痰鸣息涌，加葶苈子、地龙泻肺平喘；舌苔黄燥，加大黄、芒硝通腑以利肺；痰黄稠而黏伤津者，酌配海蛤粉、射干、知母、鱼腥草等加强清热化痰之力。

（2）缓解期

①肺虚证。症状：喘促气短，语声低微，面色㿠白，自汗畏风；咳痰清稀色白，多因气候变化而诱发，发前喷嚏频作，鼻塞流清涕。舌淡苔白，脉细弱或虚大。

治法：补肺固卫。

方药：玉屏风散加味。明显恶风畏冷者，加白芍、桂枝、生姜、红枣调和营卫；若气阴两虚，咳呛，痰少黏稠，口咽干，舌质红者，可用生脉散加北沙参、玉竹、川贝母、石斛以滋阴清热化痰；阳虚甚者，加附子以助黄芪温阳益气；若肺脾同病，食少便溏，可用补中益气汤补益肺脾，提升中气。

②脾虚证。症状：倦怠无力，食少便溏，面色萎黄无华；痰多而黏，咯吐不爽，胸脘满闷，恶心纳呆；或食油腻易腹泻，每因饮食不当而诱发。舌质淡，苔白滑或腻，脉细弱。

治法：健脾化痰。

方药：六君子汤加味。如脾阳不振，形寒肢冷者，可加附子、干姜以振奋脾阳；若痰多气促者，合三子养亲汤化痰降气定喘。

③肾虚证。症状：平素息促气短，呼多吸少，动则为甚；形瘦神疲心悸，腰酸腿软，脑转耳鸣，劳累后哮喘易发；或面色苍白，畏寒肢冷，自汗，或颧红，烦热，出汗黏手。舌淡苔白质胖，或舌红少苔，脉沉细或细数。

治法：补肾纳气。

方药：金匮肾气丸或七味都气丸加减。阳虚甚者，加补骨脂、淫羊藿、鹿角片以温肾阳；若肾虚不纳气者，可用蛤蚧散、胡桃肉、五味子以补肾纳气，并可常服紫河车以补肾元，养精血；若久病正虚，发病时邪少虚多，肺肾两亏，痰浊壅盛，出现张口抬肩、鼻煽气促、面青汗出、肢冷、脉浮大无根等喘脱危候者，治疗当体现"急"字为先，可参照喘证辨证论治。

2.常用中药制剂

（1）蛤蚧定喘丸

功效：滋阴清肺，止咳平喘。适用于肺肾两虚、阴虚肺热所致的虚劳咳喘，气短胸闷，自汗盗汗。用法：口服，水蜜丸每次 5 ~ 6g，小蜜丸每次 9g，大蜜丸每次 1 丸，每日 2 次。

（2）固本咳喘片

功效：益气固表，健脾补肾。用于慢性支气管炎，肺气肿，支气管哮喘，支气管扩张等。口服，每次 3 片，每日 3 次。

（3）补肾防喘片

功效：温阳补肾，补肺益气。适用于预防和治疗支气管哮喘的季节性发作。用法：每年自哮喘习惯性发作前 1～3 个月开始口服，每次 4～6 片，每日 3 次，3 个月为一疗程。

（4）百合固金丸

功效：养阴润肺，化痰止咳。适用于肺肾阴虚喘咳者。用法：口服，每次 1 丸，每日 2 次。

（5）河车大造丸

功效：滋阴清热，补肾益肺。适用于哮喘肾阴阳两虚者。用法：口服，每次 9g，每日 2 次。

三、预后

支气管哮喘是一种顽固的、久治难愈的疾病，它的转归和预后因人而异，但与正确的防治方案紧密相关。儿童哮喘通过积极而规范的治疗，临床控制率可达 95%。轻症哮喘容易恢复，若缓解期注意调护，坚持用中药扶正固本，增强抵抗力，可以减少、减轻发作。病情重，反复发作，气道反应性增高，或伴有其他过敏性疾病者则不易控制。长期反复发作而并发慢性阻塞性肺疾病、肺源性心脏病者，预后不良。

四、预防与调护

第一，注意气候变化，适当进行散步、打太极拳等体育活动。

第二，了解哮喘的激发因素，避免接触一切过敏原，减少发作机会。

第三，防止过度疲劳和情志刺激，避免剧烈运动。

第四，熟悉哮喘发作先兆表现，学会哮喘发作时简单的紧急自我处理办法，了解常用平喘药物的作用、用法及副作用。根据病情，缓解期正确使用支气管舒张剂、抗炎药。与医生共同制定出防止复发、保持长期稳定的方案。

第五，坚持服用扶正固本的中药，以提高机体免疫力，减少复发。

第二节 肺结核

结核病是由结核分枝杆菌引起的慢性感染性疾病，其中引起肺部感染者称为肺结核（pulmonary tuberculosis，TB），是临床最为常见的结核病。结核分枝杆菌还可侵袭浆膜腔、淋巴结、泌尿生殖系统、肠道、肝脏、皮肤、骨骼及关节等多种脏器和组织，引起其他结核病。肺结核多呈慢性过程，以低热、盗汗、消瘦、乏力、食欲不振等全身中毒症状及咳嗽、咳痰、咯血、呼吸困难、胸痛等呼吸系统症状为主要表现。

一、病因

（一）西医病因

结核病的病原菌为结核分枝杆菌复合群，包括结核分枝杆菌、牛分枝杆菌、非洲分枝杆菌和田鼠分枝杆菌。人肺结核的致病菌90％以上为结核分枝杆菌。按照其生长速度可分为快速生长菌和缓慢生长菌。缓慢生长菌为临床主要致病菌。结核分枝杆菌属需氧菌，呈缓慢分枝生长，镜检呈细长略弯的杆菌，无荚膜、芽孢及鞭毛，不能运动。普通染色不能着色，抗酸染色才可着色且不被盐酸酒精脱色，故称抗酸杆菌，这是与其他无抗酸性细菌相鉴别的方法之一。

结核分枝杆菌对外界抵抗力较强，耐干燥、冷、酸、碱环境。在阴湿处能生存5个月以上，在干燥的痰标本内可存活6～8个月，在–8℃～–6℃时能存活4～5年；但在阳光直射下2～7小时可被杀死，5％～12％甲酚皂液（来苏）需2～12小时方能杀灭，而75％酒精接触2分钟，或煮沸1分钟，即可杀灭。高压蒸汽灭菌（120℃）持续30分钟为最佳灭菌方法。

（二）中医病因病机

中医学认为，肺痨的致病因素主要有两个方面，一为外染痨虫，一为内伤体虚，气血不足，阴精耗损，二者相互为因。病位在肺，主要累及脾肾。

1. 痨虫袭肺

痨虫经口鼻侵袭肺脏，也可因他脏痨病经血脉流注于肺。痨虫损失肺叶，肺阴耗伤，肺失清肃而发生肺痨。痨虫致病最易伤阴动血，阴虚火旺，迫津外泄，则出现潮热、盗汗；损伤肺中络脉，则发生咯血。

2. 正气虚弱

若先天禀赋不足，后天嗜欲无节，忧思劳倦，或大病久病失于调治，或外感久咳、胎产之后耗伤气血津液，或生活贫困，饮食营养不足，正气先虚，抗病力弱，终致痨虫乘虚伤人，发而为病。

由此可见，内外因素可以互为因果，但感染痨虫是发病关键，正气亏虚是肺痨发生发展的重要基础。正气旺盛，感染后不一定发病；正气亏虚，则感染后易于致病。同时病情的轻重与内在正气的强弱有关。本病病变部位在肺，与脾肾两脏的关系最为密切，若久延而病重者，可以演变发展至肺、脾、肾三脏同病，兼及心肝。

二、治疗

（一）西医治疗

1. 抗结核化学治疗

化学治疗的主要作用是杀灭细菌、防止耐药菌产生，合理的化疗可使病灶全部灭菌而获得痊愈。

（1）常用药物

①一线化疗药物。异烟肼（INH，H）：是最重要的治疗结核病的药物之一，具有杀菌作用强、价格低廉、副作用少、能口服等优点。成人常用剂量为每日300mg（或每日4～8mg/kg），顿服；儿童每日5～10mg/kg，每日不超过300mg。急性血行播散型肺结核和结核性胸膜炎，剂量可以加倍。加大剂量时有可能并发周围神经炎，可口服维生素B_6预防。使用一般剂量异烟肼时，无必要加用维生素。

利福平（RFP，R）：常与异烟肼联合应用。成人每日1次，每日8～10mg/kg，体重在50kg及以下者为450mg，50kg以上者为600mg，空腹顿服。儿童每日10～20mg/kg。本药不良反应轻微，除消化道不适、流感综合征外，偶有短暂性肝功能损害、皮疹及发热。由于利福平及其代谢物为橘红色，服药后大小便、眼泪等为橘红色，停药后很快恢复正常。

链霉素（SM，S）：为广谱氨基糖苷类抗生素，对结核菌有杀菌作用。成人每日肌内注射0.75g，每周5次。间歇疗法为每周2～3次，每次肌内注射0.75～1g。儿童、老人、妊娠妇女慎用。主要不良反应为第8对脑神经损害，表现为眩晕、耳鸣、耳聋，严重者应及时停药。听力障碍及肾功能严重减损者不宜使用。过敏反应可有皮疹、剥脱性皮炎、药物热等，过敏性休克较少见。

吡嗪酰胺（PZA，Z）：有独特的杀菌作用，能杀灭酸性环境中的结核菌。仅需在初治开始2个月内使用。成人每日1.5g，分3次口服。儿童每日量30～40mg/kg。常见高尿酸血症、关节痛、胃肠不适及肝损害等不良反应。

②二线化疗药物。乙胺丁醇（EMB，E）：与其他抗结核药物联用时可延缓细菌对其他药物产生耐药性。剂量15～25mg/kg，每日1次口服，8周后改为15mg/kg。不良反应甚少，偶有胃肠不适。剂量过大时可引起球后视神经炎、视力减退、视野缩小、中心盲点等，停药后多能恢复。

对氨基水杨酸（PAS，P）：常与链霉素、异烟肼或其他抗结核药联用，可延缓对其他药物发生耐药性。成人剂量每日8～12g，分2～3次口服。不良反应有食欲减退、恶心、呕吐、腹泻等。饭后服用可减轻胃肠道反应。亦可每日12g加于5%～10%葡萄糖注射液500mL中避光静脉滴注，1个月后仍改为口服。

其他，如利福布汀（RBT）、卡那霉素（Kanamycin）、阿米卡星（AMK，K）、卷曲霉素（CPM，Cm）、环丝氨酸（Cycloserine）、乙硫异烟胺（Ethionamide）、氧氟沙星（Ofloxacin）等喹诺酮类药物、抗结核药物复合剂等，都具有抗结核活性。

（2）统一标准化疗方案

①初治活动性肺结核（含涂阳和涂阴）治疗方案。每日用药方案如下。强化期：异烟肼、利福平、吡嗪酰胺和乙胺丁醇，顿服，2个月。巩固期：异烟肼、利福平，顿服，4个月。简写为2HRZE/4HR。

间歇用药方案如下。强化期：异烟肼、利福平、吡嗪酰胺和乙胺丁醇，隔日1次或每周3次，2个月。巩固期：异烟肼、利福平，隔日1次或每周3次，4个月。简写为2H3R3Z3E3/4H3R3。

②复治涂阳肺结核治疗方案。复治涂阳肺结核患者强烈推荐进行药物敏感试验，敏感患者按下列方案治疗，耐药者纳入耐药方案治疗。

每日用药方案如下。强化期：异烟肼、利福平、吡嗪酰胺、链霉素和乙胺丁醇，每日1次，2个月。巩固期：异烟肼、利福平和乙胺丁醇，每日1次，6～10

个月。巩固期治疗 4 个月时，痰菌未转阴，可继续延长治疗期至 6 ~ 10 个月。简写为 2HRZSE/6 ~ 10HRE。

间歇用药方案如下。强化期：异烟肼、利福平、吡嗪酰胺、链霉素和乙胺丁醇，隔日 1 次或每周 3 次，2 个月。巩固期：异烟肼、利福平和乙胺丁醇，隔日 1 次或每周 3 次，6 ~ 10 个月。简写为 2H3R3Z3S3E3/6 ~ 10H3R3E3。

上述间歇方案为《全国结核病防治规划》所采用，但必须采用全程督导化疗管理，以保证患者不间断地规律用药。

（3）耐药肺结核

耐药结核病，特别是耐多药结核病（multidrug-resistant tuberculosis，MDR-TB）的治愈率低，死亡率高。MDR-TB 是指至少耐异烟肼和利福平，广泛耐多药结核病（multidrug-resistant tuberculosis，XDR-TB）指除耐异烟肼和利福平外，还耐二线抗结核药物。我国为耐多药结核病高发国家之一，初始耐药率为 18.6%，获得性耐药率为 46.5%，初始耐多药率和获得性耐多药率分别为 7.6% 和 17.1%。

制定 MDR-TB 治疗方案应注意，详细了解患者用药史，尽量依据药敏试验结果指导治疗，治疗方案至少含 4 种可能的敏感药物。药物至少每周使用 6 天。吡嗪酰胺、乙胺丁醇、氟喹诺酮应每天用药，二线药物根据患者耐受性也可每天一次用药或分次服用；药物剂量依体重而定；氨基糖苷类和卷曲霉素注射剂类药物至少使用 6 个月；治疗期在痰涂片和培养阴转后至少治疗 18 个月，有广泛病变的应延长至 24 个月；吡嗪酰胺可考虑全程使用。

世界卫生组织（WHO）推荐一线和二线药物可以混合用于 MDR-TB，以二线药物为主。治疗药物的选择：第 1 组药为一线抗结核药，依据药敏试验和用药史选择使用。第 2 组药为注射剂，如菌株敏感链霉素为首选，次选为卡那霉素和阿米卡星，两者效果相似并存在 100% 的交叉耐药；如对链霉素和卡那霉素耐药，应选择卷曲霉素。卷曲霉素和紫霉素效果相似并有高的交叉耐药。第 3 组为氟喹诺酮类药，菌株敏感按效果从高到低选择是莫西沙星 = 加替沙星 > 左氧氟沙星 > 氧氟沙星 = 环丙沙星。第 4 组为口服抑菌二线抗结核药，首选为乙硫异烟胺 / 丙硫异烟胺，该药疗效确定且价廉，应用从小剂量 250mg 开始，3 ~ 5 天后加大至足量；PAS 也应考虑为首选。第 5 组药物疗效不确定，只有当第 1 ~ 4 组药物无法制定合理方案时，方可考虑。

MDR-TB 治疗方案通常含两个阶段，即强化期（注射剂使用）和继续期（注射剂停用）。治疗方案采用标准代码，如 6Z-Km（Cm）-Ofx-Eto-Cs/12Z-Ofx-Eto-Cs，初始强化期含 5 种药，治疗 6 个月，注射剂停用后，口服药持续至少 12 个月，总治疗期 18 个月。注射剂为卡那霉素，也可选择卷曲霉素。

2. 对症治疗

（1）毒血症状

在有效抗结核治疗 1 ~ 2 周内多可消失，通常不必特殊处理。有高热等严重结核毒血症状，或结核性胸膜炎伴大量胸腔积液者，在有效抗结核药物治疗同时，可加用糖皮质激素。一般用泼尼松，每日 20mg，顿服，1 ~ 2 周，以后每周递减 5mg，用药时间为 4 ~ 8 周。

（2）咯血

痰中带血或小量咯血，常用维生素 K、氨甲苯酸、卡络柳钠（卡巴克洛）等对症治疗。中等或大量咯血时应严格卧床休息，胸部放置冰袋，并配血备用；垂体后叶素 5 ~ 10U 加于 40mL 25% 葡萄糖注射液中，缓慢静脉注入（15 ~ 20 分钟），然后将垂体后叶素加入 5% 葡萄糖液按 0.1U（kg·小时）速度静脉滴注。高血压、冠状动脉粥样硬化性心脏病、心力衰竭患者和孕妇禁用。对支气管动脉破坏造成的大咯血可采用支气管动脉栓塞法。

（3）休息与饮食

中毒症状重者需卧床休息，进食营养丰富及含多种维生素的食物。

3. 手术治疗

外科手术已较少应用。手术指征：合理化疗 9 ~ 12 个月，痰菌仍阳性的干酪病灶、厚壁空洞；大于 3cm 的结核球与肺癌难以鉴别时；单侧的毁损肺、支气管结核管腔狭窄伴远端肺不张或肺化脓症；结核性脓胸反复大咯血保守治疗无效者；支气管胸膜瘘等。全身情况差，或有明显心、肺、肝、肾功能不全者属手术治疗禁忌证。

（二）中医治疗

1. 辨证论治

（1）肺阴亏损证

症状：干咳，或痰中有血丝，或胸部隐痛，手足心热，皮肤干灼，口咽干燥，盗汗，舌边尖红，无苔或少苔，脉细或细数。

治法：滋阴润肺。

方药：月华丸加减。阴虚较甚者，加百合、玉竹等滋补肺阴；痰中带血者，加白及、仙鹤草以收敛止血；乏力，纳谷不香，加太子参、鸡内金、生麦芽以健脾和胃。

（2）阴虚火旺证

症状：咳嗽气急，痰少黏稠或少量黄痰，时时咯血，血色鲜红，低热或午后潮热，五心烦热，骨蒸颧红，盗汗量多，心烦失眠，或见男子梦遗失精，女子月经不调，形体日渐消瘦，舌红绛而干，无苔或剥苔，脉细数。

治法：滋阴降火。

方药：百合固金汤合秦艽鳖甲散加减。咳痰黄稠，酌加桑白皮、知母、海蛤粉、鱼腥草清热化痰；咯血多者，加黑山栀、紫珠草、大黄炭、地榆炭等止血；热势明显者，加胡黄连、黄芩、黄柏等泻火坚阴。

（3）气阴耗伤证

症状：咳嗽无力，气短声低，咳痰清稀色白量多，偶或带血，或咯血，血色淡红，午后潮热，伴有畏风怕冷，自汗盗汗，纳少神疲，便溏，面色㿠白，舌质淡，边有齿印，苔薄，脉细弱而数。

治法：益气养阴。

方药：保真汤加减。咳痰稀薄，加紫菀、款冬花、苏子温润止咳；咯血量多者，加花蕊石、蒲黄、仙鹤草、三七以止血；纳少腹胀，大便溏薄者，加白扁豆、薏米、莲子肉、山药益气健脾。

（4）阴阳两虚证

症状：咳喘气短，动则尤甚，咳痰色白，或夹血丝，血色黯淡，自汗盗汗，声嘶或失音，面浮肢肿，心慌，唇紫肢冷，形寒或见五更泄泻，口舌生糜，大肉尽脱，男子滑精、阳痿，女子经少、经闭，舌质淡隐紫少津，脉微细而数，或虚大无力。

治法：滋阴补阳。

方药：补天大造丸加减。久病喘息气逆，加胡桃肉、冬虫夏草、蛤蚧、钟乳石等摄纳肾气；心悸甚者，加紫石英、丹参镇心宁神；五更肾泻者，加煨肉豆蔻、补骨脂以补火培土。

2. 常用中药制剂

（1）强力枇杷胶囊

功效：镇咳，祛痰，解痉。适用于久病咳嗽。用法：口服，每次 2 粒，每日 3 次。

（2）人参蛤蚧丸

功效：益气清肺，止咳定喘，扶正固本。适用于肺痨虚喘而兼有痰热者。用法：每次 1～2 丸，每日 2 次，开水送服。

三、预后

早期诊断、规范治疗多可痊愈。但随着耐多药结核分枝杆菌的出现以及 AIDS（获得性免疫缺陷综合征）等免疫力低下疾病的增多，治疗难度加大。

四、预防与调护

第一，控制传染源：及早发现痰菌阳性结核病人，积极彻底治疗，控制传染源。

第二，保护易感人群：接种卡介苗是预防肺结核病最有效的办法，新生儿出生时接种后可获得免疫力，每 5 年补种，直至 15 岁。对有感染结核分枝杆菌好发因素者如 HIV 感染者，且结核菌素试验阳性，酌情预防用药。

第三，切断传播途径：处理好患者的痰液，用 2% 甲酚皂消毒。活动期病人戴口罩，不随地吐痰，避免大笑和情绪激昂地讲话；保持室内通风，空气清洁，可用紫外线照射消毒等。

第四，加强对患者卫生宣传教育，多食富有营养之品，多户外活动，保持心情舒畅，锻炼身体，促进康复。

第三章 中西医结合消化系统疾病诊治

第一节 食管癌

食管癌（esophageal carcinoma）是原发于食管鳞状上皮的恶性肿瘤，临床见进行性吞咽困难、胸骨后疼痛、呕吐、消瘦及淋巴结肿大等。我国是世界上食管癌高发国家，也是目前世界上食管癌死亡率最高的国家之一。

本病可归属于中医学"噎膈"的范畴。

一、病因

（一）西医病因

1. 亚硝胺类化合物和真菌毒素

我国调查发现，在食管癌高发区的粮食和饮水中，硝酸盐、亚硝酸盐和二级胺含量显著增高，且和当地食管癌和食管上皮重度增生的患病率呈正相关。这些物质在胃内易合成致癌物质亚硝胺。

研究结果证明，各种霉变食物能产生化学致癌物质；镰刀菌、白地霉菌、黄曲霉菌和黑曲霉菌等真菌不但能还原硝酸盐为亚硝酸盐，还能增加二级胺的含量，促进亚硝胺的合成。国内学者还发现，在邻近真菌侵犯部位的食管上皮细胞，可呈现单纯性增生、轻度至重度的不典型增生，甚至明显的癌变，提示真菌感染与食管上皮细胞分化、分裂异常不同阶段有密切联系。同时还发现，在食管原位癌旁增生上皮内可分离出白念珠菌的纯株。因此有人认为，具有致癌潜力的真菌长期持续侵犯食管上皮，可能引起或可能协同其他致癌因素而促进癌变，故食管真菌病可能是食管癌的癌前病变之一。

2. 食管损伤、食管疾病以及食物的刺激作用

食管损伤及某些食管疾病可以促发食管癌。在腐蚀性食管灼伤和狭窄、食管

贲门失弛缓症、食管憩室或反流性食管炎患者中，食管癌的发病率较一般人群为高。据推测是由于食管受长期的慢性炎症、溃疡，或其他慢性刺激作用，引起食管上皮增生，最后导致癌变。

3. 营养不良和微量元素缺乏

摄入动物蛋白不足和维生素 A、B、C 缺乏，是食管癌高发区居民饮食的共同特点。钼是植物硝酸盐还原酶的重要成分，缺钼可使植物体内的硝酸盐积聚。

4. 遗传因素

食管癌的发病常表现家族性聚集现象。在高发区内有阳性家族史的比例高，其中父系最高，母系次之，旁系最低。这可能与共同生活的条件有关，但也不能排除遗传因素。食管癌高发家族的染色体畸变率比低发家族的高，说明遗传与食管癌有一定的关系。

5. 癌基因

环境和遗传等多因素引起食管癌的发生，其涉及的分子生物学基础目前认为是原癌基因激活或抑癌基因失活的基因变化所致，研究已证实的有 R6、R53 等抑癌基因失活，以及环境等多因素使原癌基因 H-ras、C-myc 和 hsl-1 等激活有关。

6. 人乳头状病毒

一些研究发现食管上皮增生与乳头状病毒感染有关，食管上皮增生则与食管癌有一定关系，但两者确切的关系有待进一步研究。

（二）中医病因

食管癌多因七情内伤、酒食不洁、年老体虚，致使气、痰、瘀交阻，热毒互结，津气耗伤，食管狭窄而成。

1. 痰气交阻

每因忧思恼怒而成。忧思则伤脾，脾伤则气结，水湿失运，滋生痰浊。恼怒则伤肝，肝伤则气郁，致痰气交阻，闭塞胸膈，食道不利。

2. 热结津伤

饮食不洁，嗜酒无度，或过食肥甘辛香燥热之品，或饮食过热，或食物粗糙，或常食发霉之物，或热毒炽盛致使胃肠积热，津液耗损，痰热内结。如痰气久郁化热，胃津亏耗，食道失于濡养；或脾胃津伤，饮食减少，化源不足，不能濡养肌肤筋脉，患者逐渐消瘦，肌肤枯燥不润。

3. 痰瘀内结

痰气交阻，若失治或误治，气滞不疏，日久导致气滞血瘀，痰瘀互结，阻于食道，致食道狭窄闭阻难通，吞咽梗阻，饮食格拒不下。瘀血内结，络脉受伤，血渗于外而为呕血、黑便。

4. 阴亏血少

年老体弱，脾胃虚衰，气血亏损，或先天禀赋不足，或热毒炽盛复因情志失调，饮食失节，而致痰瘀搏结，津血枯槁；或痰气瘀毒交结，郁而化热化火，耗伤阴血，致阴血枯槁，脏腑、肌肤失养。由于痰气瘀毒之邪阻塞食道，致吞咽梗塞日增，病人饮食不下，生化乏源，可由脾胃之阴津不足，发展至肝肾阴精亏损。

5. 气虚阳微

病近晚期，阴损及阳，脾肾阳气衰微，饮食无以接收和运化，津液输布无权，水湿内停，浊气上逆。

由此可见，食管癌的病位在食管，属胃气所主，病变脏腑与肝、脾、肾三脏有关。脾、肝、肾功能失调，导致气、痰、血互结，食管狭窄，津枯血燥是本病的基本病机。病理性质总属本虚标实。本病初期，以标实为主，因痰气交阻于食管，故吞咽之时咽哽噎不顺；继则瘀血内结，痰、气、瘀三者交互搏结，胃之通降阻塞，上下不通，因此吞咽格拒，饮食难下；久则气郁化火，或痰瘀生热，伤阴耗液，病机由标实转为正虚为主，病情由轻转重；晚期阴损及阳，脾肾脏腑功能减退，而致气虚阳微，病情危重。

二、治疗

（一）治疗思路

对于食管癌的治疗，中西结合应贯穿整个治疗过程的始终。早期食管癌（细胞学检查发现癌细胞，而 X 线食管黏膜造影正常或仅有轻度病变）变成晚期浸润癌通常需要 2 ~ 3 年，甚至更长时间。一般对较早期病变首选手术治疗，术后应及时采取中药治疗，可以促进患者的康复，减轻手术不良反应。术后体虚者以补益为主，偏于邪实者，当辨气、痰、瘀的主次，治疗以祛邪为主。放化疗期间，术后采取同步放化疗，有助于延长患者的生存期，此阶段配合中医治疗，可以起到增强放化疗疗效，减轻放化疗毒副反应的作用。放化疗在杀伤肿瘤细胞的同时也会损伤部分正常细胞，加重机体的损害。放化疗易损伤机体气阴，治疗时应根据气虚、阴虚的不同，分别予以相应治疗。对较晚期病变，且位于中、上段而年龄较高或有手术禁忌证者，则以放射治疗为佳，配合中医治疗，可以改善患者的生活质量。此期，多是正虚与邪盛并存，治疗中当根据正邪盛衰予以补益或祛邪。

（二）西医治疗

1. 手术治疗

手术切除是治疗本病的主要方法，早期切除常可达到根治效果。我国食管外科手术切除率已达 80% ~ 90%，Ⅰ期食管癌手术切除后 5 年存活率达 90%，10 年存活率达 60%，吻合口瘘发生率降至 3% 左右，均已处于世界领先地位。

2. 放射治疗

放射治疗主要适用于手术难度大的上段食管癌和不能切除的中、下段食管癌。食管癌放射治疗包括根治性和姑息性两大类。颈段和上胸段食管癌手术的创伤大，并发症发生率高，而放疗损伤小，疗效优于手术，应以放疗为首选。凡患者全身状况尚可、能进半流质或顺利进流质饮食、胸段食管癌而无锁骨上淋巴结转移及远处转移、无气管侵犯、无食管穿孔和出血征象、病灶长度 < 7cm 而无内科禁忌证者，均可做根治性放疗；其他病人则可进行旨在缓解食管梗阻、改善进食困难、减轻疼痛、提高患者生存质量和延长患者生存期的姑息性放疗，姑息性放疗也尽量给予根治量或接近根治量。

3. 化学药物治疗

最常用的药物有博来霉素（BLM）、丝裂霉素 C（MMC）、阿霉素（ADM）、5-氟尿嘧啶（5-FU）、甲氨蝶呤（MTX）、洛莫司汀（CCNU）、丙咪腙（MGAG）、长春地辛（VDS）、依托泊苷（VP-16）及顺铂（DDP）。单一药物化疗的缓解率在 15% ~ 20%，缓解期为 1 ~ 4 个月。联合化疗多数采用以 DDP 和 BLM 为主的联合化疗方案，有效率多数超过 30%，缓解期为 6 个月左右。联合化疗不仅用于中晚期食管癌，也用于与手术和放疗的综合治疗，目前临床上常用联合化疗方案还有 BLM-ADM、DDP-VDS-BLM 以及 DDP-ADM-5-FU 等。临床观察发现，DDP、5-FU 和 BLM 等化疗药物具有放射增敏作用，近十年来将此类化疗药物作为增敏剂与放疗联合应用治疗食管癌，并取得了令人满意的疗效。

4.食管支架置放术

内镜下食管支架置放术是在内镜直视下放置内支撑管治疗食管癌性狭窄的一种非创伤性姑息治疗术，可达到缓解梗阻、延长生存期的目的。

（三）中医治疗

1.辨证论治

（1）脾胃虚弱证

症状：胸膈痞满，时轻时重，纳呆，神疲乏力，少气懒言，语声低微，舌质淡，苔薄白，脉弦。

治法：健脾和胃，升清降浊。

方药：补中益气汤加减。胀闷者，加枳壳、木香、厚朴；纳差者，加山楂、神曲、鸡内金以开胃。

（2）痰气交阻证

症状：吞咽不顺有梗阻感，胸膈痞闷或疼痛，情志舒畅时症状有减轻，饮食可进，嗳气或呃逆，或呕吐痰涎及食物，口干易烦，舌质偏红，苔薄腻，脉弦滑。

治法：开郁化痰，润燥降气。

方药：启膈散加减。

吞咽梗阻者，加枳壳、瓜蒌皮、煅瓦楞子；口干咽燥者，加生地黄、玄参、麦冬、天花粉以养阴生津。

（3）热结津伤证

症状：吞咽时胸膈梗涩而痛，食物难下，饮水可入，身体逐渐消瘦，五心烦热，口干咽燥，大便干结，舌红而干，或带裂纹，脉细数。

治法：清热散结，滋阴润燥。

方药：五汁安中饮加减。

若肠燥失润，大便干结，可加火麻仁、何首乌；若腹中胀满，大便不通，胃肠热盛，可合用大黄甘草汤。

（4）阴亏血少证

症状：胸膈干涩而疼痛，饮食难下，身体消瘦，肌肤枯燥，五心燥热，大便坚干如羊屎，或大便数日不行，舌质红而少津，脉细数无力。

治法：滋阴养血，开郁散结。

方药：沙参麦冬汤加减。

若阴虚内热者，加知母、银柴胡。

（5）痰瘀内结证

症状：胸膈刺痛固定，吞咽梗阻，或食入即吐，甚至水难饮下，或呕吐痰涎水液，或吐出物如赤豆汁，夹有腐肉，身体消瘦，精神疲乏，肌肤甲错，舌淡青紫，苔腻，脉细涩。

治法：养血祛瘀，破结软坚。

方药：通幽汤加减。

若气滞血瘀，胸膈胀痛者，可用血府逐瘀汤；若吞咽困难，食不得下者，加枳壳、瓜蒌皮、刀豆子、玄参、桔梗；呕吐痰涎甚者，加姜半夏、海浮石、川贝母、橘红、山慈菇。

（6）气虚阳微证

症状：吞咽梗阻，长期饮食不下，面色苍白而浮肿，精神疲惫，形寒气短，泛吐清涎，足肿腹胀，甚至二便不通，舌淡胖，苔白，脉细弱。

治法：温补脾肾，益气回阳。

方药：补气运脾汤加减。

若气阴两虚，加石斛、麦冬、沙参；痰瘀邪实者，加冬葵子、夏枯草、白花蛇舌草等。

2. 常用中药制剂

（1）梅花点舌丹

功效：清热解毒，消肿止痛。适用于各种食管癌患者。用法：每次 2 ~ 3 粒，每日 2 次。

（2）六神丸

功效：解毒消肿，敛疮生肌。适用于食管癌各型出现的吞咽梗阻，胸骨后疼痛等症。用法：每次 10 丸，每日 4 次。

（3）犀黄丸

功效：凉血化瘀解毒。适用于食管癌症属热毒内攻、瘀血内结者。用法：每次 3g，每日 2 次。

三、预后

症状出现后未经治疗的食管癌患者一般在 1 年内死亡。Ⅰ 期食管癌手术切除后 5 年存活率达 90%，10 年存活率达 60%。病变位于食管上段，癌细胞分化程度差，病变范围超过 5cm，已有扩散和转移者，预后欠佳。

四、预防与调护

第一，改变不良的生活习惯，如进食粗、硬、热食物以及进食速度快的不良习惯，同时避免进食含有亚硝胺及霉变的食物，如发霉的酸菜、咸菜、花生、玉米、黄豆、蔬菜以及炸焦的食品。多吃新鲜蔬菜和水果。

第二，改良水质，减少饮水中亚硝酸盐含量。

第三，积极治疗食管上皮增生，以阻断癌变过程。积极治疗食管炎、食管白斑、贲门失弛缓症、食管憩室等与食管癌发生相关的疾病。普及防癌知识，提高防癌意识。在食管癌高发地区，应勤普查，以早期发现病人，及早治疗。

第二节　肝硬化

肝硬化（hepatic cirrhosis）是由多种病因引起的慢性进行性肝病，是以肝细胞广泛变性坏死，纤维组织弥漫性增生，假小叶和再生结节为组织学特征，后期使肝脏逐渐变形硬化，肝小叶结构形成和血液循环途径显著改变的疾病。临床上有多系统受累，以肝功能损害和门静脉高压为主要表现，晚期常出现上消化道出血、肝性脑病、感染等多种严重并发症。

肝硬化可分代偿期和失代偿期。代偿期属中医"积聚"范畴；失代偿期，出现腹部膨胀如鼓，伴小便短少、腹壁青筋暴露等，与中医的"水臌"相类似，可归属于"单腹胀""鼓胀"等范畴。此外，还涉及"黄疸""胁痛""水肿""血证"等病证。

一、病因

引起肝硬化的病因很多，不同地区各不相同，在我国以病毒性肝炎所致的肝硬化为主，西方国家以酒精性肝硬化多见。

1. 病毒性肝炎

乙型和丙型病毒性肝炎可以发展成肝硬化。通常经过数年或数十年的慢性肝炎阶段演变为肝硬化，甲型和戊型病毒性肝炎除重症外，一般不发展为肝硬化。

2. 酒精

在欧美国家因酒精中毒引起者占 50%~90%，我国近些年酗酒引起的肝硬化也在逐年增多。每日摄取乙醇 50g，达 10 年以上时，乙醇及其中间代谢产物乙醛的毒性作用引起慢性酒精性肝炎，发展为酒精性肝硬化。

3. 胆汁淤积

慢性持续性肝内胆汁淤滞或肝外胆管阻塞，高浓度、高压力的胆酸和胆红素刺激，可引起肝细胞变性、坏死和肝纤维组织增生，形成肝硬化。

4. 循环障碍

慢性充血性心力衰竭、慢性缩窄性心包炎、肝静脉阻塞综合征（Budd-Chiari综合征），致肝脏长期淤血缺氧，肝细胞变性及纤维化，形成淤血性肝硬化。

5. 工业毒物或药物

长期反复接触工业毒物如磷、砷、苯、四氯化碳等，或长期服用双醋酚汀、甲基多巴、四环素、甲氨蝶呤、辛可芬等药物，可引起中毒性肝炎，最后发展为肝硬化。

6. 遗传和代谢性疾病

由于先天性遗传缺陷引起物质代谢障碍，某些代谢物质在肝内异常沉积损伤肝细胞而致肝硬化，如铁代谢障碍的血色病（hemochromatosis）、铜代谢障碍的肝豆状核变性（Wilson 病）、半乳糖堆积的半乳糖血症和糖原过量积存的糖原累积病等。

7. 非酒精性脂肪性肝炎（NASH）

近年来 NASH 发病率逐年升高。研究表明，约 20% NASH 可发展为肝硬化，约 70%不明原因肝硬化可能由 NASH 引起。

8. 免疫疾病

自生免疫性肝炎及累及肝脏的多种风湿免疫性疾病可进展为肝硬化。

9. 原因不明

发病原因一时难以肯定者，称为隐源性肝硬化。

10. 血吸虫病

主要由日本血吸虫病引起，血吸虫卵沉积于门静脉分支附近。因大部分地区此病少见，临床上需注意筛查。

二、治疗

（一）西医治疗

1. 一般治疗

（1）休息

肝功能代偿期病人可参加一般轻体力工作，避免过度劳累；失代偿期有肝功能异常和并发症者，则应卧床休息。

（2）饮食

饮食以高热量、高蛋白和维生素丰富而易消化的软食为宜，禁酒。肝功能显著损害或有肝性脑病先兆时，应限制或禁止蛋白质的摄入；有腹水时应低盐或无盐饮食；避免进坚硬、粗糙的食物。

（3）支持治疗

失代偿期多有恶心、呕吐、进食减少，宜静脉输入高渗葡萄糖，以补充机体必需的热量，输液中可加入维生素、胰岛素、氯化钾等。应特别注意维持水、电解质和酸碱平衡。病情重者酌情应用氨基酸、新鲜血浆、白蛋白。

2. 药物治疗

（1）抗病毒治疗

对于乙肝病毒感染的患者，应积极地抗病毒治疗，不宜使用干扰素，首选替诺福韦、恩替卡韦等核苷类似物，一般需长期服用。强调乙肝引起的肝硬化失代偿期患者，无论转氨酶水平如何，只要HBV-DNA阳性，必须予以抗病毒治疗方案。

（2）维生素类

维生素C和维生素B族制剂，有去脂、促进核蛋白形成、促进细胞代谢、解毒及预防肝细胞坏死的作用。维生素C，每次0.2g，每日3次；复合维生素B，每次2片，每日3次。若慢性营养不良者，可适当补充维生素B_{12}和叶酸。

（3）增强抗肝脏毒性和促进肝细胞再生的药物

常用药如益肝灵（水飞蓟宾片），每次2片，每日3次；肌苷，每次200~400mg，每日3次；甘草酸片，宜用于早期肝硬化患者；还原型谷胱甘肽，可起到解毒作用。

（4）抗纤维化药物

如秋水仙碱每日1mg，分2次服，每周服药5天。由于需长期服用，应注意消化道反应及粒细胞减少的副作用。其他如活血化瘀软坚的中药丹参、桃仁等提取物等。

（5）抗脂肪肝类药物

多烯磷脂酰胆碱能去除肝内沉积的脂肪，可用复方胆碱，每次2片，每日3次。或选用甲硫氨基酸、肌醇等。

3. 腹水的治疗

（1）限制钠水的摄入

一般给予低盐饮食，每日摄入钠盐500~800mg（氯化钠1.2~2g）；进水量限制在每天1000mL左右，如有显著低钠血症时应限制在500mL以内。

（2）利尿剂

目前主张联合用药、小量开始、逐渐加量、间歇给药。选醛固酮拮抗剂螺内酯与呋塞米联合应用，既能提高疗效，又可减少电解质紊乱。开始用螺内酯100mg/天，数天后加呋塞米40mg/天。如疗效不佳，可按5∶2比例逐渐增加两种药的剂量，最大剂量螺内酯400mg/天和呋塞米160mg/天。由于呋塞米排钾又排钠，故单独应用时应补充氯化钾。腹膜重吸收腹水的能力有限，若每日利尿量大于腹膜对腹水的最大吸收量时，可使细胞外液减少，导致有效血容量与肾血流量减低，可诱发肝肾综合征和肝性脑病，所以用利尿剂以体重每天下降不超过0.5kg为宜。

（3）提高血浆胶体渗透压

每周定期、少量、多次静脉输注白蛋白、血浆或新鲜血液，提高血浆胶体渗透压，增加有效血容量，提高利尿药的疗效。

（4）放腹水同时补充白蛋白

对于难治性腹水患者，可采用大量放腹水加输注白蛋白疗法。1~2小时内放腹水 4～6L，同时输注白蛋白 8～10g/L，至腹水消失。此法具有疗程短、并发症少的优点。注意不宜用于有严重凝血障碍、肝性脑病、上消化道出血等情况的患者。

（5）腹腔－颈静脉引流

又称 Le Veen 引流法。采用装有单向阀门的硅胶管，一端固定在腹腔内，另一端插入颈内静脉，利用腹、胸腔压力差，将腹水引向上腔静脉。本法有腹水漏、肺水肿、弥散性血管内凝血等并发症。

（6）经颈静脉肝内门体分流术（TIPS）

以血管介入方法在肝内的门静脉分支和肝静脉分支间建立分流通道，可有效降低门静脉压，纠正脾功能亢进，可用于门静脉压增高明显的难治性腹水，但术后易发生肝性脑病。

（7）肝移植

顽固性腹水是肝移植优先考虑的适应证。

4. 并发症治疗

（1）肝肾综合征

在积极改善肝功能的前提下，可采取以下措施：①早期预防和消除诱发肝肾衰竭的因素，如感染、出血、电解质紊乱、不适当的放腹水、强烈利尿等；②避免使用损害肾脏的药物；③严格控制输液量，量出为入，纠正水、电解质和酸碱失衡；④静脉输入葡萄糖酐、白蛋白或浓缩腹水回输，提高有效循环血容量，改善肾血流，在此基础上应用利尿剂；⑤使用血管活性药物，如八肽加压素、多巴胺等，能改善血流量，增加肾小球滤过率，降低肾小管阻力。

（2）胆石症

应以内科保守治疗为主，肝功能损害越严重者，越应避免手术治疗。

（3）肝肺综合征

早期肝硬化患者为了提高血氧浓度，可以予以吸氧或高压氧治疗。

（4）自发性细菌性腹膜炎

一旦诊断成立，应早期、联合、足量应用抗感染药物治疗。优先选用主要针对革兰阴性杆菌并兼顾革兰阳性球菌的抗感染药物，如头孢三代、喹诺酮类等，选择 2～3 种联合应用，待细菌培养结果出来后调整抗感染药物。由于本病易复

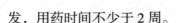

发，用药时间不少于2周。

（5）门静脉血栓形成

可以选择抗凝、溶栓及三羟甲基氨基甲烷TIRS等治疗手段。

5. 肝移植

肝移植是晚期肝硬化的最佳选择，掌握手术时机和做好术前准备可提高手术存活率。

6. 门静脉高压症的手术治疗

手术治疗通过切断或减少曲张静脉的血流来源，降低门静脉压力和消除脾功能亢进，有各种断流、分流术和脾的切除术。用于反复和难治性食管胃底静脉曲张破裂大出血伴脾功能亢进者。手术预后与手术时机选择密切相关。

（二）中医治疗

1. 辨证论治

（1）气滞湿阻证

症状：腹大胀满，按之软而不坚，胁下胀痛，饮食减少，食后胀甚，得嗳气或矢气稍减，小便短少，舌苔薄白腻，脉弦。

治法；疏肝理气，健脾利湿。

方药：柴胡疏肝散合胃苓汤加减。

（2）寒水困脾证

症状：腹大胀满，按之如囊裹水，甚则颜面微浮，下肢浮肿，祛寒懒动，精神困倦，脘腹痞胀，得热则舒，食少便溏，小便短少，舌苔白滑或白腻，脉缓或沉迟。

治法：温中健脾，行气利水。

方药：实脾饮加减。若浮肿较甚，尿少者，加猪苓、肉桂、泽泻行水利尿。

（3）湿热蕴结证

症状：腹大坚满，脘腹撑急，烦热口苦，渴不欲饮，或有面目肌肤发黄，小便短赤，大便秘结或溏滞不爽，舌红，苔黄腻或灰黑，脉弦滑数。

治法：清热利湿，攻下逐水。

方药：中满分消丸合茵陈蒿汤加减。腹胀甚，腹水不退，尿少便秘者，可用舟车丸、甘遂或禹功散等攻下逐水，但此类药作用峻烈，中病即止，不可久服。

（4）肝脾血瘀证

症状：腹大胀满，脉络怒张，胁腹刺痛，面色晦暗黧黑，胁下痞块，面颈胸壁等处可见红点赤缕，手掌赤痕，口干不欲饮，或大便色黑，舌质紫黯，或有瘀斑，脉细涩。

治法：活血化瘀，化气行水。

方药：调营饮加减。

（5）脾肾阳虚证

症状：腹大胀满，形如蛙腹，朝宽暮急，神疲怯寒，面色苍黄，脘闷纳呆，下肢浮肿，小便短少不利，舌淡胖，苔白滑，脉沉迟无力。

治法：温肾补脾，化气利水。

方药：附子理中汤合五苓散加减。神疲乏力、肾阳虚衰较甚，症见面色㿠白，祛寒肢冷，腰膝酸软者，可改用济生肾气丸。

（6）肝肾阴虚证

症状：腹大胀满，甚或青筋暴露，面色晦滞，口干舌燥，心烦失眠，牙龈出血，时或鼻衄，小便短少，舌红绛少津，少苔或无苔，脉弦细数。

治法：滋养肝肾，化气利水。

方药：一贯煎合膈下逐瘀汤加减。

2. 常用中药制剂

（1）大黄䗪虫丸

功效：活血化瘀，通经消癥。适用于慢性活动性肝炎、肝硬化等。用法：口服，每次1丸（3g），每日3次。

（2）鳖甲煎丸

功效：扶正祛邪，软坚散结。适用于慢性肝炎、肝硬化、晚期血吸虫病、疟疾所致肝脾肿大等。用法：口服，每次3g，每日3次。

（3）护肝片

功效：疏肝理气，健脾消食。适用于慢性肝炎、迁延性肝炎及早期肝硬化。用法：口服，每次4片，每日3次。

（4）五皮丸

功效：利水渗湿，健脾消肿。适用于肝硬化腹水等。用法：口服，每次9g，每日2次。

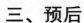

三、预后

本病的预后因病因、病变类型、肝功能代偿的程度以及有无并发症而有所不同。血吸虫性肝硬化、酒精性肝硬化、循环障碍引起的肝硬化等，如未进展至失代偿期，在积极治疗原发病、消除病因后，病变可趋停止，预后较病毒性肝硬化好。

四、预防与调护

第一，肝硬化在我国最常见的病因是病毒性肝炎，故积极防止病毒性肝炎，尤其是慢性乙型肝炎，是防止肝硬化的关键。早期发现病毒性肝炎，积极给予治疗。加强饮食卫生，严格执行器械消毒常规，对易感人群注射乙肝疫苗。

第二，加强劳动保护，防止工农业化学物品中毒，节制饮酒，防治血吸虫病，避免使用对肝脏损伤的药物。

第三，肝硬化病人以清淡、富有营养而易消化的饮食为宜，忌食粗糙、质硬及辛辣油腻的食品，严禁饮酒。

第四，保持心情愉快，避免情志激动。注意保暖，防止正虚邪袭，以免引起发热。用药要"少而精"，不要过多地使用"保肝药"，以免加重肝脏的负担。

第三节　大肠癌

大肠癌即结直肠癌，包括结肠癌和直肠癌（rectal cancer），是临床上常见的恶性肿瘤。

本病在中医学中没有确切称谓，近似大肠癌的记载有"积聚""肠覃""锁肛痔""脏毒"等。

一、病因

（一）西医病因

1. 生活方式

长期高脂、高磷和低纤维、低钙饮食是大肠癌发病的危险因素，可促使人类大肠细胞处于极度增生状态，导致腺瘤样息肉形成，并可最终蜕变为恶性肿瘤。

2. 遗传因素

近年来对大肠癌的遗传因素研究表明，大肠癌可分为遗传性（家族性）和非遗传性（散发性），前者如家族性腺瘤性息肉病和遗传性非息肉病性大肠癌。

3. 其他高危因素

①大肠息肉（腺瘤性息肉）。一般认为腺瘤样息肉系癌前病变，腺瘤越大、形态越不规则、绒毛含量越高、上皮异型增生越重，则癌变概率越大。从正常肠上皮至增生改变、形成腺瘤而最终成为大肠癌的演化过程，既是癌基因和抑癌基因复合突变的积累过程，亦是大肠癌发生的分子生物学基础。基因的突变则是环境因素与遗传因素综合作用的结果。

②炎症性肠病。溃疡性结肠炎大肠癌的发生率为普通人群的 5 ~ 10 倍，且多见于幼年起病、病变范围广而病程长者。其癌变特点是发生在扁平黏膜，恶性程度高。克罗恩病有结肠、直肠受累者也可发生癌变。

③亚硝胺类化合物及放射性损害，可能是大肠癌的致病因素。

④有报道胆囊切除术后大肠癌发病率增高，可能与次级胆酸进入大肠增加有关。另外，近年来有关化学物质的致癌作用已引起人们的关注。

（二）中医病因病机

本病的发生，是七情内伤、饮食不节、脾肾亏虚以致外邪乘虚而入或毒邪聚而内生的结果。

1. 七情内伤

因忧思伤脾，脾失健运，水湿内停，郁而化热，湿热下迫，阻于肠道；或恼怒伤肝，肝郁气滞，气滞血瘀，气血不通，瘀结肠道，结而成块。

2. 饮食不节

如恣食肥甘醇酒厚味等，损伤脾胃，运化失司，大肠传导功能失常，湿热内生，热毒蕴结，流注大肠，瘀毒结于脏腑，火热注于肛门，结而为癌肿，日久便生大肠癌。《医宗金鉴》："发于外者，由醇酒厚味，勤劳辛苦，蕴注于肛门。"

3. 脾肾亏虚

久病年老，五脏亏虚，正气内虚，脾肾受损，复感湿热，邪毒留滞，浸淫肠道，结聚成块，渐成本病。

总之，本病的病位在大肠，与肝、脾、肾密切相关。病性有寒热之分、虚实之别，早期以邪实为主，渐至虚实夹杂，终而邪盛正衰。

二、治疗

（一）治疗思路

大肠癌的治疗以手术切除为主要治疗手段，中医药可贯穿整个治疗过程。早期可在内镜下行局部治疗或外科手术治疗，泄泻是术后常见且缠绵难愈的主要症状，患者多呈现脾胃虚弱或肠道湿热的表现，结合中医药治疗，可缓解术后泄泻，且有助于促进患者术后康复。

进展期肠癌宜采用综合治疗，化疗、放疗、生物免疫治疗等方法容易导致肠腑湿热蕴结，结合中医药治疗，可减轻放、化疗的毒副反应，提高患者的依从性，而且有增强放、化疗疗效的作用。晚期肠癌患者，除运用姑息性治疗外，中医药治疗可提高生存质量，或延长生存期。

（二）西医治疗

1. 手术治疗

早期切除是大肠癌唯一的根治方法。如发现癌已转移，但病变肠曲尚可游离时，原则上仍应将癌灶切除，以免日后发生肠梗阻。因癌灶多有糜烂、渗血或继发感染，故切除后全身情况即能得到改善。对有广泛转移者，如病变肠段不能切除，则应进行捷径、造瘘等姑息手术。

2. 经结肠镜治疗

结肠腺瘤病变和黏膜内的早期癌可经结肠镜用高频电凝切除，切除后的息肉做病理检查，如癌未累及基底部则可认为治疗完成；如果累及根部，需追加手术，彻底切除有癌组织的部分。

对晚期结肠、直肠癌形成肠梗阻，患者一般情况差不能手术者，可用激光打通肿瘤组织，作为一种姑息疗法。

3. 化学药物治疗

大肠癌手术根治后一般不需化疗，而对于晚期不能切除或已有远处转移的大肠癌，化疗则可作为姑息治疗。至于术前、术中以及术后化疗者，则主要是为了便于肿瘤的切除并防止癌灶扩散，清除未尽癌灶。化疗用药、剂量与疗程可根据肿瘤类型、病期、个体情况及疗效反应而定。氟尿嘧啶（5-FU）至今仍是大肠癌化疗的首选药物，常与其他化疗药物联合应用（如 MOF 方案，5-FU 加长春新碱加司莫司汀），亦可联合细胞毒或非细胞毒药物通过系列化调节以提高其抗肿瘤活性（如甲氨蝶呤、5-FU 序贯给药），亦可与生物反应调节剂联合应用化学—免疫疗法（如 5-FU 与左旋咪唑合并使用）。

4. 放射治疗

多用于直肠癌有局部淋巴结转移或肿瘤体积较大，与盆腔器官粘连者。术前放疗有助于肿瘤的切除，并防止扩散，术后放疗或联合化疗可减少复发。对晚期直肠癌患者可作为止痛、止血等姑息治疗。但放疗有发生放射性直肠炎的可能。

5. 术后的结肠镜随访

因大肠癌存在多原发灶，术后可发生第二处原发大肠癌（异时癌），术中也可能漏掉同时存在的第二处癌，故主张在术后 3～6 个月即行首次结肠镜检查。

（三）中医治疗

1. 脾胃虚弱证

症状：大便次数增多，大便溏薄，夹见不消化食物，倦怠乏力，面色少华，舌淡苔白，脉细弱。

治则：健脾益气，渗湿止泻。

方药：参苓白术散加减。夹有食滞者，加神曲、山楂、麦芽、鸡内金。

2. 肠道湿热证

症状：腹痛便溏，泻下急迫，粪色黄褐而臭，小便短赤，肛门灼热，舌质红，苔黄腻，脉濡数或滑数。

治则：清热利湿。

方药：葛根芩连汤加减。若便脓血甚者，加白头翁、马齿苋、三七、仙鹤草、地榆。

3. 湿热毒蕴证

症状：腹痛腹胀，疼痛拒按，便中夹血，或里急后重，或有发热，胸闷纳呆，肛门灼热，舌质红绛，舌苔黄腻，脉弦数或弦滑。

治法：清热利湿，解毒攻坚。

方药：槐角地榆汤加减。积滞明显者，合枳实导滞丸。

4. 气滞血瘀证

症状：腹痛固定，状如锥刺，有形可扪，胁胀易怒，压痛，拒按，便下脓血，发热或不发热，舌质紫暗有瘀点、瘀斑，舌苔薄黄，脉涩或细数。

治法：活血化瘀，解毒散结。

方药：膈下逐瘀汤加减。

5. 脾肾亏虚证

症状：腹痛隐隐，腹部肿物渐大，久泻久痢，便下脓血，形体消瘦，面色苍白，声低气怯，纳呆，腰膝酸软，畏寒肢冷，舌质淡胖晦暗，苔白，脉沉细。

治法：健脾固肾，消聚散积。

方药：参苓白术散合四神丸加减。

三、预后

大肠癌的预后取决于早期诊断与手术根治。若失去早期诊断的机会，则有很多影响预后的因素，其中癌组织分化程度和临床病理分期（癌浸润范围及转移情况）最为关键。

四、预防与调护

应积极防治大肠癌的前期病变。对结肠腺瘤性息肉，特别是家族性多发性肠息肉病，必须及早切除病灶。积极治疗炎症性肠病及其他原因引起的结肠炎，对本病的预防有一定意义。另外，普通人群应避免高脂肪饮食，多进富含纤维的食物，注意保持排便通畅。患病期间应注意调节情绪，增强战胜疾病的信心，合理饮食，慎起居，劳逸结合。

第四章 中西医结合泌尿系统疾病诊治

第一节 肾病综合征

肾病综合征（nephrotic syndrome,NS）为一组常见于肾小球疾病的临床综合征。临床特征为：①大量蛋白尿（albuminuria）；②低白蛋白血症（≤30g/L）；③水肿；④高脂血症。其中"大量蛋白尿"和"低白蛋白血症"为诊断NS的必备条件。

本病与中医学中的"肾水"相似，可归属于"水肿"范畴，若无明显水肿症状可归属于"腰痛""虚劳"等范畴。

一、病因

（一）西医病因

NS根据病因可分为原发性和继发性两大类，可由多种病理类型的肾小球疾病所引起。原发性NS的病理类型以微小病变型肾病、系膜增生性肾炎、膜性肾病、系膜毛细血管性肾炎及局灶节段性肾小球硬化五种临床病理类型最为常见。按照目前国内临床分型，原发性肾小球疾病中的急性肾炎、急进性肾炎、慢性肾炎等均可在疾病过程中出现NS。继发性NS的病因很多，常见有糖尿病肾病、肾淀粉样变性、系统性红斑狼疮肾炎、过敏性紫癜性肾炎、肾肿瘤、药物及感染所致等。

（二）中医病因

本病大多有水肿的临床表现，故临证多以水肿而论，是由于感受风寒或风热之邪、疮毒内侵、久居湿地及冒雨涉水、烦劳过度等因素导致肺失通调，脾失转输，肾失开阖，终致膀胱气化无权，三焦水道失畅，水液停聚而成本病。

1. 风水相搏

风寒或风热之邪外袭肌表，内舍于肺，肺失宣降，水液不能敷布，以致风遏水阻，风水相搏，流溢肌肤而成本病。

2. 疮毒浸淫

痈疡疮毒，未能清解消透，疮毒内归脾肺，脾失运化，肺失宣降，三焦水道失畅，水液溢于肌肤而成本病。

3. 水湿浸渍

久居湿地，冒雨涉水等，致湿邪内侵，脾为湿困，运化失司，水湿不运，泛于肌肤而成本病。或长期居处寒湿，伤及元阳，以致肾失开阖，气化失常，水湿停聚而成本病。

4. 湿热内蕴

感受湿热之邪或湿邪日久郁而化热，影响脾的转输，湿热内蕴，充斥内外而发病。

5. 脾虚湿困

素体脾虚、烦劳过度、饥饱失宜等导致脾失健运，不能运化水湿，泛滥于肌肤而发病。

6. 肾阳衰微

禀赋不足、房劳过度、病久不愈等均能导致肾阳虚衰，不能化气行水，致水湿上泛而成本病。

二、治疗

（一）治疗思路

NS 的治疗以改善临床症状、保护肾功能为目的。采用的治疗方法为对症治疗、病因治疗，同时要积极预防和治疗并发症。

中医药治疗 NS 首先要针对本病的基本病机脾肾亏虚和主要病理产物水湿、瘀血等，确立基本的治疗方法，即温补脾肾（益气温阳）、化湿利水、活血化瘀，此可谓辨证论治。同时又要根据 NS 发展的不同阶段或病变进展过程中出现的不同变证，本着"急则治其标，缓则治其本"的原则进行辨证论治。如出现外感，辨风寒风热等，以祛风散寒或祛风清热为主；若有热毒浸淫，当以清热解毒为主；若有湿热内壅，当以清热利湿为主；若出现肝肾阴虚或见阴虚阳亢，又当以滋补肝肾或滋阴潜阳为主。

激素和细胞毒类等药物是治疗 NS 的常用药,然这类药物有较大的毒副作用,若与中药合用则可减轻其毒副作用,并且能够增强其疗效,因此激素和细胞毒类药物加中药成为目前临床上较为成熟的治疗 NS 的治疗方案。如中药配合激素治疗 NS 的具体方法是根据激素足量、减量、维持量的不同剂量给药阶段而出现的不同证型变化,给予相应的清热解毒、养阴清热、健脾益气和温肾助阳之品。该治疗方案可增效减毒,保证激素、细胞毒类药物治疗疗程的完成。对于激素撤减阶段、激素抵抗或激素依赖的患者,中医药的治疗应为主要治疗手段。服用细胞毒类药物时配合中药可减轻胃肠道反应及肝脏损伤,减轻骨髓抑制反应。激素停药后,适当服用中药可调整机体功能,增强正气,预防外感,减少复发。对于病程长及有凝血功能障碍者,适量加用活血化瘀药物,有助于病情缓解。

(二)西医治疗

1. 一般治疗

(1)休息

病人应以卧床休息为主,尤其是严重水肿、低蛋白血症者。卧床可增加肾血流量,有利于利尿并避免交叉感染,但长期卧床会增加肢体静脉血栓形成的可能,故应保持适当的床上及床旁活动。病情缓解后可适当起床活动。

(2)饮食治疗

应给予正常量 [0.8 ~ 1.0g/(kg.天)] 的优质蛋白(富含必需氨基酸的动物蛋白)饮食,由于高蛋白饮食会增加肾小球高滤过,加重蛋白尿并促进肾脏病变进展,因此尽管患者出现大量蛋白尿,目前一般也不主张应用。保证每日每千克体重 126 ~ 147kJ(30 ~ 35kcal)以上的充分热量;脂肪的摄入,宜少进富含饱和脂肪酸(动物油脂)的饮食,多食富含不饱和脂肪酸(如植物油、鱼油)及可溶性纤维(如燕麦、米糠及豆类)的饮食,减轻高脂血症;水肿时应低盐(每日＜3g)饮食。

2. 对症治疗

(1)利尿消肿

NS 患者水肿明显,限钠限水不能消肿者,可选用利尿剂,利尿治疗的原则不宜过快、过猛,以免造成有效血容量不足,加重血液高黏倾向,诱发血栓、栓塞并发症。常用药物有：①噻嗪类利尿剂：适用于低钾血症患者，常用氨苯蝶啶25mg，每日3次，口服。长期服用应防止低钾、低钠血症。②潴钾利尿剂：适用于低钾血症患者，可与噻嗪类利尿剂合用，常用氨苯蝶啶25mg，每日3次，或醛固酮拮抗剂螺内酯20mg，每日3次。长期服用需防止高钾血症，肾功能不全者慎用。③袢利尿剂：常用呋塞米（速尿）20～120mg/天，或布美他尼（丁脲胺）1～5mg/天，分次口服或静脉注射。在渗透性利尿剂治疗之后应用效果更好，谨防低钠血症及低钾低氯血症性碱中毒的发生。④渗透性利尿剂：常应用不含钠的右旋糖酐40（低分子右旋糖酐）或淀粉代血浆（706代血浆），250～500mL，静脉滴注，隔日1次。对少尿患者（尿量＜400mL/天）慎用，可引起管型形成阻塞肾小管，并可诱发"渗透性肾病"导致急性肾损伤。⑤提高血浆胶体渗透压药物：采用血浆或血浆白蛋白等静脉输注，如接着用呋塞米120mg加入葡萄糖注射液中缓慢静脉滴注，效果更佳。对严重低蛋白血症、高度浮肿而又少尿的患者和伴有心力衰竭的患者慎用。

（2）控制血压减少尿蛋白

能够有效地延缓肾功能恶化。血管紧张素转换酶抑制剂（ACEI）、血管紧张素Ⅱ受体拮抗剂（ARB）、长效二氢吡啶类钙拮抗药（CCB）等，均可通过其有效地控制高血压而显示出不同程度地减少尿蛋白的作用。用ACEI、ARB降低尿蛋白时，若想取得良好疗效，所用剂量一般要比常规降压剂量大，可根据病情剂量翻倍。但在NS严重水肿，存在肾血流量相对不足时，应避免使用ACEI和ARB，以免引起肾前性急性肾损伤。

3. 免疫调节治疗

（1）糖皮质激素

使用原则和方案：①起始足量：常用药物为泼尼松，成人每日1mg/kg，儿童每日2mg/kg，最大量不超过80mg，口服8周，必要时可延长至12周。需要指出的是膜性肾病目前不主张单用激素治疗，而采用半量激素联合免疫抑制剂治疗。②缓慢减量：足量治疗后每2～3周减原用量的10%，当减至每日20mg左右时病情易反复，应更加缓慢减量。③长期维持：最后以最小有效剂量（每日10mg）作为维持量，再服半年左右。激素可采取全日量顿服或在维持用药期间两日量隔日一次顿服，以减轻激素的副作用。根据患者对糖皮质激素的治疗反应，可将其分为激素敏感型（用药 8 ～ 12 周内 NS 缓解）、激素依赖型（激素减量到一定程度即复发）和激素抵抗型（激素治疗无效）三类，其各自的进一步治疗有所不同。长期应用激素的患者容易发生感染、药物性糖尿病、骨质疏松等不良反应，少数病例还可能发生股骨头无菌性缺血性坏死。因此要加强监测，防止不良反应发生，一旦发生，应及时处理。

（2）细胞毒药物

这类药物可用于激素依赖型或激素抵抗型的患者，协同激素治疗。若无激素禁忌，一般不作为首选或单独治疗用药。临床主要使用的细胞毒药物：①环磷酰胺：国内外最常用的细胞毒药物。应用剂量为每日 2mg/kg，分 1 ～ 2 次口服；或 200mg 加入 0.9% 氯化钠注射液，隔日静脉滴注。累计量达 6 ～ 8g 后停药。主要副作用为骨髓抑制、性腺抑制、肝功能损害、出血性膀胱炎等。②盐酸氮芥：为最早用于治疗 NS 的药物，治疗效果较佳，但因可引起注射部位血管炎或局部组织坏死，以及严重的胃肠道反应和骨髓抑制作用，目前临床较少应用。

（3）环孢素

属钙调磷酸酶抑制剂，能选择性抑制 T 辅助细胞及 T 细胞毒效应细胞，作为二线药物用于治疗激素及细胞毒药物无效的难治性 NS。常用量为每日每千克体重 3 ～ 5mg，分 2 次空腹口服，服药期间需监测并维持其血药浓度值为 100 ～ 200ng/mL。服药 2 ～ 3 个月后缓慢减量，疗程为半年至一年。因有肝、肾毒性，并可致高血压、高尿酸血症、多毛及牙龈增生等不良反应和停药后易复发等，使其临床使用受到限制。他克莫司（tacrolimus，FK506）亦属钙调磷酸酶抑制剂，但肾毒性小于环孢素 A，成人起始剂量为每日 0.05mg/kg，血药浓度保持在 5 ～ 8ng/mL，疗程为半年至一年。

（4）吗替麦考酚酯（mycopheolate mofetil，MMF）

选择性抑制 T、B 淋巴细胞增殖及抗体形成。广泛用于肾移植后排异反应，不良反应相对小。常用量每日 1.5 ～ 2g，分 2 次口服，共用 3 ～ 6 个月，减量维持半年至 1 年。应用激素和细胞毒药物应以增强疗效的同时最大限度地减少副作用为宜。对于是否应用激素及细胞毒药物等治疗，应当结合患者病理类型、年龄、肾功能和有无相对禁忌证等情况的不同而区别对待，制定出个体化治疗方案。

4. 并发症的治疗

（1）感染

感染是 NS 的常见并发症，是患者死亡的主要原因。特别是接受免疫抑制剂治疗的患者，感染常关系到治疗效果和整体预后。

一旦发生感染，应及时选用对致病菌敏感、强效且无肾毒性的抗生素积极治疗，有明确的感染灶者应尽快去除。在使用激素及免疫抑制剂的患者发生较严重的感染时，应将这些药物尽快减量或暂时停用。

（2）血栓及栓塞

NS 并发血栓、栓塞具有临床预测价值的指标有：①病理类型为膜性肾病；②血浆白蛋白＜ 20g/L；③尿蛋白＞ 10g／天；④高纤维蛋白原血症；⑤低血容量。一般认为当血浆白蛋白＜ 20g/L 时，提示有高凝状态，应当开始使用抗凝治疗，可选用肝素钠 1875 ~ 3750U，皮下注射，每 6 小时 1 次，或选用低分子肝素 4000 ~ 5000U，皮下注射，每日 1 ~ 2 次，将试管法凝血时间控制于正常的一倍；也可服用华法林，将凝血酶原时间的国际标准化比值（INR）控制在 1.5 ~ 2.5。抗凝同时可辅以抗血小板药物，如双嘧达莫每日 300 ~ 400mg，分 3 ~ 4 次口服，或用阿司匹林每日 50 ~ 100mg 口服。对已发生血栓、栓塞的患者应尽早（6 小时内效果最佳，但 3 天内仍可有效）给予尿激酶或链激酶全身或局部溶栓，同时配合抗凝治疗，抗凝药一般应持续应用半年以上。抗凝及溶栓治疗时都应避免过量使用。

（3）急性肾损伤

NS 并发急性肾损伤若处理不及时或处理不当可危及患者生命，如果能够及时给予正确处理，大多数患者可恢复。根据患者病情的不同予以相应的治疗方法，采用的治疗措施有袢利尿剂的应用、血液透析、原发病治疗、碱化尿液等。

（4）脂肪代谢紊乱

NS 患者约有 80％存在高脂血症，高脂血症不仅可以进一步损伤肾脏，而且还使心脑血管并发症增加，因此 NS 患者应合理有效地控制血脂。以高胆固醇血症为主要表现者，选用羟甲戊二酸单酰辅酶 A（HMG-CoA）还原酶抑制剂，如辛伐他汀、氟伐他汀、阿托伐他汀、普伐他汀等。以高甘油三酯为主要表现者，选用氯贝丁酯类药，如非诺贝特、吉非罗齐等。NS 缓解才能从根本上解决高脂血症，因此对于激素治疗敏感的类型（如微小病变型肾病），应力求使 NS 快速缓解，而不急于使用降脂药。

（三）中医治疗

1. 辨证论治

（1）风水相搏证

症状：起始眼睑浮肿，继则四肢、全身亦肿，按之凹陷易恢复，伴发热，咽痛，咳嗽，小便不利等症，舌苔薄白，脉浮。

治法：疏风解表，宣肺利水。

方药：越婢加术汤加减。

（2）湿毒浸淫证

症状：眼睑浮肿，延及全身，身发痈疡，恶风发热，小便不利，舌质红，苔薄黄，脉浮数或滑数。

治法：宣肺解毒，利湿消肿。

方药：麻黄连翘赤小豆汤合五味消毒饮加减。

（3）水湿浸渍证

症状：全身水肿，按之没指，伴有胸闷腹胀，身重困倦，纳呆，泛恶，小便短少，舌苔白腻，脉象濡缓。

治法：健脾化湿，通阳利水。

方药：五皮饮合胃苓汤加减。若肿甚而喘，合葶苈大枣泻肺汤泻水而平喘。

（4）湿热内蕴证

症状：浮肿明显，肌肤绷急，腹大胀满，胸闷烦热，口苦，口干，大便干结，小便短赤，舌红苔黄腻，脉沉数或濡数。

治法：清热利湿，利水消肿。

方药：疏凿饮子加减。气粗喘满，倚息不得卧，肿势严重，可用四苓散、五皮饮等合葶苈大枣泻肺汤；若湿热久留，化燥伤阴，可用猪苓汤加减。

（5）脾虚湿困证

症状：浮肿，按之凹陷不易恢复，腹胀纳少，面色萎黄，神疲乏力，尿少色清，大便或溏，舌质淡，苔白腻或白滑，脉沉缓或沉弱。

治法：温运脾阳，利水消肿。

方药：实脾饮加减。

（6）肾阳衰微证

症状：面浮身肿，按之凹陷不起，心悸，气促，腰部冷痛酸重，小便量少或增多，形寒神疲，面色晦滞，舌质淡胖，苔白，脉沉细或沉迟无力。

治法：温肾助阳，化气行水。

方药：济生肾气丸合真武汤加减。

临证时，在上述传统辨证论治的基础上，除外感证外，其他证型均应加入活血化瘀通络之品，如桃红四物汤加水蛭、地龙、乌梢蛇等。

2. 常用中药制剂

（1）肾炎消肿片

功效：健脾渗湿，通阳利水。用于肾病综合征脾虚湿困证。用法：每次5片，每日3次口服。

（2）雷公藤总苷片

功效：祛风解毒，除湿消肿，舒筋通络。用于肾病综合征激素抵抗及激素依赖型。用法：按每千克体重每日1~1.5mg，分3次饭后服用。

（3）黄芪注射液

功效：益气扶正健脾。用于肾病综合征正气不足者。用法：静脉滴注，20~40mL加入5%葡萄糖注射液250mL，每日1次。

三、预后

NS的个体差异很大。决定预后的主要因素包括：①病理类型：一般情况下，微小病变型肾病和轻度系膜增生性肾小球肾炎的预后好，膜性肾病次之，系膜毛细血管性肾小球肾炎、局灶性节段性肾小球硬化及中度系膜增生性肾小球肾炎预后差，易出现慢性肾衰竭。②临床因素：大量蛋白尿、高血压和高血脂均可促进肾小球硬化，成为预后不良的重要因素。③并发症：如反复感染、血栓栓塞等常影响预后。

四、预防与调护

NS患者有明显水肿和高血压时需卧床休息，水肿基本消退、血压平稳后，可以适当地活动。病情基本缓解后，可适当增加活动量，以增强体质及抵抗力。但要避免过度劳累，以免加重病情或使病情反复。饮食以清淡易消化为宜，合理采用补益精血的食物。水肿甚时应限制盐和水的摄入。

第二节　尿路感染

尿路感染（urinary tract infection，UTI），又称泌尿道感染，是由各种病原微生物入侵泌尿道引起的尿路感染性疾病。细菌是尿路感染中最多见的病原微生物（多指大肠杆菌），其他如病毒、支原体、霉菌及寄生虫等也可以引起尿路感染。本节主要讨论由细菌引起的尿路感染。根据感染部位可分为上尿路感染（肾盂肾炎）和下尿路感染（膀胱炎），上尿路感染又分为急性和慢性。上、下尿路感染易合并存在。根据有无尿路功能和结构的异常，又可分为复杂性、非复杂性尿路感染。复杂性尿路感染是伴有尿路引流不畅、结石、畸形、膀胱输尿管反流等结构或功能的异常，或在慢性肾实质性疾病基础上发生的尿路感染。不伴有上述情况者称为非复杂性尿路感染。本病为常见的感染性疾病，可发生于所有人群，女性多于男性，女性患者约为男性的 10 倍，尤其以育龄期妇女最为常见。

本病与中医学的"热淋""劳淋"等相似，可归属于"淋证""腰痛""虚劳"等范畴。

一、病因

（一）西医病因病理

1. 病因及发病机制

（1）病因

任何致病菌侵入尿路都可引起尿路感染，其中由革兰阴性菌属引起的尿路感染约占 75%，阳性菌属引起的约占 25%。革兰阴性菌属中以大肠杆菌最为常见，约占 80%，其次是副大肠杆菌、变形杆菌、产气杆菌、产碱杆菌、绿脓杆菌等。大肠杆菌多见于初次尿路感染、无症状性菌尿和单纯性尿路感染。革兰阳性菌属中以葡萄球菌最为常见，亦可见粪链球菌和肠球菌。尿路感染可由一种或多种细菌引起，偶可由真菌、病毒引起。

（2）易感因素

①尿路梗阻。各种原因引起的尿路梗阻，如肾及输尿管结石、尿道狭窄、泌

尿道肿瘤、前列腺肥大等均可引起尿液潴留，从而使细菌容易繁殖而发生感染。

②尿路损伤。导尿、尿路器械检查等造成机械性损伤，同时易将细菌带入尿路。

③尿路畸形。肾发育不全、肾盂及输尿管畸形等，均易使局部组织对细菌抵抗力降低。

④性别因素。女性尿道口与肛门接近，尿道直而宽，且长度较男性短，尿道括约肌作用较弱，故细菌易沿尿道口上行；且女性在月经期或发生妇科疾病（阴道炎、宫颈炎等）时，阴道、尿道黏膜改变而利于致病菌侵入，故女性易发本病。

⑤机体抵抗力下降。全身性疾病，如糖尿病、高血压、慢性肾脏疾病、慢性腹泻、长期服用肾上腺皮质激素等，使机体抵抗力下降，尿路感染的发病率较高。

⑥遗传因素。因遗传所致尿路黏膜局部抗感染能力缺陷（如尿路上皮细胞菌毛受体的数目多），易发生尿路感染。

（3）感染途径

①上行感染。为尿路感染的主要途径。绝大多数尿路感染由粪源性病原体上行经尿道、膀胱、输尿管、肾盂而到达肾脏髓质，累及单侧或双侧而发病，约占尿路感染的95%，常见的病原菌为大肠杆菌。

②血行感染。体内局部感染灶的细菌入血，通过血液循环到达肾脏而引发感染，并不多见，不足3%，多发生于患有慢性疾病或接受免疫抑制剂治疗的患者，常见的病原菌为金黄色葡萄球菌、沙门菌属等。

③淋巴道感染。腹部、盆腔有感染时，细菌从淋巴道感染肾脏，此种情况极为罕见。

④直接感染。细菌从邻近器官的病灶直接入侵肾脏导致的感染，此情况亦极少见。

（4）机体抗病能力

并非细菌进入膀胱后都引起尿路感染，这是因为人体对细菌入侵尿路有一定的自卫能力。①当尿路通畅时，尿液可将绝大部分细菌冲走；②男性在排尿终末时排泄于后尿道的前列腺液对细菌有杀灭作用；③尿路黏膜可通过其分泌有机酸和 IgG、IgA 及吞噬细胞的作用，起到杀菌效果；④尿液 pH 值低，含有高浓度尿素及有机酸，都不利于细菌生长；⑤感染出现后，白细胞很快进入膀胱上皮细胞和尿液中，起到清除细菌的作用；⑥输尿管膀胱连接处的活瓣具有防止尿液、细菌进入输尿管的功能。

（5）细菌致病力

细菌进入膀胱后，是否发病，还与其致病力有关。细菌对尿路上皮细胞的吸附能力，决定了该菌引起尿路感染的致病力。如大肠杆菌，并不是所有的菌株都能引起症状性尿路感染，能引起症状性尿路感染的仅是少数菌株，如 O、K 和 H 血清型菌株，它们具有特殊的致病力。

2. 病理

尿路感染的部位不同，病理解剖改变的差异很大。急性肾盂肾炎病变可为单侧或双侧，肾盂肾盏黏膜充血水肿，表面有脓性分泌物，黏膜下可散在细小的炎症病灶，严重者炎症可融合呈小脓疡。镜下可见病灶内肾小管上皮细胞肿胀、坏死、脱落，间质内有白细胞浸润和小脓肿形成；肾小球形态一般正常。慢性肾盂肾炎双侧肾脏病变常不一致，肾脏体积缩小，表面不光滑，有肾盂肾盏粘连、变形，肾乳头瘢痕形成，肾小管萎缩，肾间质淋巴—单核细胞浸润等慢性炎症表现。下尿路感染的病理变化主要表现为膀胱黏膜血管扩大、充血，上皮细胞肿胀，黏膜下组织充血、水肿及炎性细胞浸润，重者可有点状或片状出血，甚至黏膜溃疡。

（二）中医病因病机

尿路感染主要与湿热毒邪蕴结膀胱及脏腑功能失调有关。外阴不洁，秽浊之邪入侵膀胱；饮食不洁，损伤脾胃，蕴湿生热；情志不遂，气郁化火或气滞血瘀；年老体弱、禀赋不足、房事不洁及久淋不愈引起脾肾亏虚等，均可导致本病的发生。

1. 膀胱湿热

风寒湿邪外感，入里化热，下注膀胱；或过食肥甘辛辣厚味，脾胃健运失司，湿热内生，下注膀胱；或下阴不洁，秽浊之邪上犯膀胱；或病由他脏转入，如胃肠积热、肝胆郁热及心移热于小肠等，均可传入膀胱，湿热蕴结膀胱，邪气壅塞，气化失司，水道不利，故发为淋证。热伤血络则见尿血，发为血淋。

2. 肝胆郁热

足厥阴肝经"环阴器，抵少腹"，若恼怒怫郁，肝失调达，气机郁结化火，疏泄不利，水道通调受阻，膀胱气化失司，或气郁化火，气火郁于下焦，均可引起小便滞涩，余沥不尽，发为淋证。

3. 脾肾亏虚，湿热屡犯

劳倦过度，房事不节，或久病体虚，年老体衰，或淋证日久失治，均可导致脾肾亏虚。正虚之后，复感外邪，即可发病，或遇劳即发，而成劳淋。

4. 肾阴不足，湿热留恋

湿热久稽，肾阴受损，膀胱气化不利，而呈虚实夹杂之肾虚膀胱湿热之候。

总之，本病主要病机为湿热蕴结下焦，肾与膀胱气化不利。病位在肾与膀胱，与肝、脾密切相关。本病以肾虚为本，膀胱湿热为标。早期以实为主，表现为膀胱湿热或肝胆郁热，日久则虚实夹杂，湿热与脾肾亏虚并见，迁延日久可进展为癃闭、关格。

二、治疗

（一）治疗思路

尿路感染是一种常见病和多发病，西医治疗以抗菌消炎为主，同时注意给予足够的水分。中医认为尿路感染多属下焦湿热，实证居多，治宜清热解毒、利湿通淋，病情日久或年老体弱，正气不足者还应兼以扶正祛邪。中西医综合治疗尿路感染有退热迅速、膀胱刺激症状消失早、尿常规阴转快的优点，比单用西药见效快，是比较理想的治疗方法。

（二）西医治疗

1. 一般治疗

患病后，宜休息3～5天，待症状消失后可恢复工作。宜流质饮食或半流质饮食，鼓励病人多饮水、勤排尿。

2. 碱化尿液

可减轻膀胱刺激征，同时增强某些抗生素的疗效。可用碳酸氢钠1g，每日3次。

3. 抗菌治疗

用药原则：①选用致病菌敏感的抗生素。无病原学结果前，一般首选对革兰阴性杆菌有效的抗生素，尤其是首发尿路感染。治疗3天症状无改善，应按药敏结果调整用药。②所选抗生素在尿和肾内的浓度要高。③选择肾毒性小、副作用少的抗生素。④单一药物治疗失败、严重感染、混合感染、耐药菌株出现时应联合用药。⑤对不同类型的尿路感染给予不同治疗时间。

（1）急性膀胱炎

单剂量疗法：常用环丙沙星 0.75g，氧氟沙星 0.4g，复方磺胺甲噁唑 5 片 [每片含磺胺甲噁唑（SMZ）0.4g，甲氧苄啶（TMP）0.08g]，阿莫西林 3.0g，任选其一，一次顿服。

三日疗法：可用磺胺类、喹诺酮类、半合成青霉素或头孢菌素等抗菌药物，任选一种，连用 3 天，约 90% 的患者可治愈。目前更推荐此法，与单剂量疗法相比，三日疗法更有效，耐药性并无增高，可减少复发，增加治愈率。停服抗生素 7 天后，需进行尿细菌定量培养。如结果阴性表示急性细菌性膀胱炎已治愈；如仍有真性细菌尿，应继续给予 2 周抗生素治疗。对于妊娠妇女、老年患者、糖尿病患者、机体免疫力低下及男性患者不宜使用单剂量及三日疗法，应采用较长疗程。

（2）肾盂肾炎

病情较轻者：可在门诊以口服药物治疗，疗程 10 ～ 14 天。常用药物有喹诺酮类（如氧氟沙星 0.2g，每日 2 次；环丙沙星 0.25g，每日 2 次）、半合成青霉素类（如阿莫西林 0.5g，每日 3 次）、头孢菌素类（如头孢呋辛 0.25g，每日 2 次）等。治疗 14 天后，通常 90% 可治愈。如尿菌仍阳性，应参考药敏试验选用有效抗生素继续治疗 4 ～ 6 周。

严重感染全身中毒症状明显者：需住院治疗，应静脉给药。常用药物，如氨苄西林 1 ～ 2g，每 4 小时 1 次；头孢噻肟钠 2g，每 8 小时 1 次；头孢曲松钠 1 ～ 2g，每 12 小时 1 次；左氧氟沙星 0.2g，每 12 小时 1 次等，必要时联合用药。氨基糖苷类抗生素肾毒性大，应慎用。经过上述治疗若好转，可于热退后继续用药 3 天再改为口服抗生素，完成 2 周疗程。治疗 72 小时无好转，应按药敏试验结果更换抗生素，疗程不少于 2 周。慢性肾盂肾炎治疗的关键是积极寻找并消除易感因素，急性发作时治疗同急性肾盂肾炎。

（3）再发性尿路感染

再发性尿路感染包括复发和重新感染（再感染）。①重新感染（再感染）：治疗方法与首次发作相同。对半年内发生 2 次以上者，可用长程低剂量抑菌治疗，即每晚临睡前排尿后服用小剂量抗生素 1 次，如复方磺胺甲噁唑片 1 ～ 2 片，或呋喃妥因 50 ～ 100mg，或氧氟沙星 200mg，每 7 ～ 10 天更换药物一次，连用半年。

②复发：复发且为肾盂肾炎者，特别是复杂性肾盂肾炎，在去除诱发因素（如结石、梗阻、尿路异常等）的基础上，应按药敏试验结果选择强有力的杀菌性抗生素，疗程不少于6周。反复发作者，给予长程低剂量抑菌疗法。

（4）无症状性菌尿

是否治疗目前有争议，一般认为有下述情况者应予治疗：①妊娠期无症状性菌尿；②学龄前儿童；③曾出现有症状感染者；④肾移植、尿路梗阻及其他尿路有复杂情况者。根据药敏试验结果选择有效抗生素，主张短疗程用药，如治疗后复发，可选长程低剂量抑菌疗法。

（三）中医治疗

1. 辨证论治

（1）膀胱湿热证

症状：小便频数，灼热刺痛，色黄赤，小腹拘急胀痛，或腰痛拒按，或见恶寒发热，或见口苦，大便秘结，舌质红，苔薄黄腻，脉滑数。

治法：清热利湿通淋。

方药：八正散加减。

（2）肝胆郁热证

症状：小便不畅，小腹胀满疼痛，小便灼热刺痛，有时可见血尿，烦躁易怒，口苦口黏，或寒热往来，胸胁苦满，舌质暗红，脉弦或弦细。

治法：疏肝理气，清热通淋。

方药：小柴胡汤合石韦散加减。

（3）脾肾亏虚，湿热屡犯证

症状：小便淋漓不已，时作时止，每于劳累后发作或加重，尿热，或有尿痛，面色无华，神疲乏力，少气懒言，腰膝酸软，食欲不振，口干不欲饮水，舌质淡，苔薄白，脉沉细。

治法：健脾补肾。

方药：清心莲子饮加减。脾虚气陷，肛门下坠，少气懒言者，可用补中益气汤；若腰膝酸软，畏寒肢冷者，用金匮肾气丸合二妙散。

（4）肾阴不足，湿热留恋证

症状：小便频数，滞涩疼痛，尿黄赤浑浊，腰膝酸软，手足心热，头晕耳鸣，四肢乏力，口干口渴，舌红少苔，脉细数。

治法：滋阴益肾，清热通淋。

方药：知柏地黄丸加减。若小便灼热刺痛，可加萹蓄、瞿麦、滑石；若见骨蒸潮热者，可加青蒿、鳖甲；气阴两虚，气短乏力者，加人参、白术。

2. 常用中药制剂

（1）三金片

功效：清热解毒，利湿通淋，益肾。适用于尿路感染属肾虚湿热下注证者。用法：口服，每次 5 片，每日 3 ~ 4 次。

（2）缩泉丸

功效：补肾固摄，理气缩泉。适用于因肾气不固引起的尿频、尿急等慢性泌尿系感染疾患。用法：口服，每次 10g，每日 3 次。

三、预后

急性非复杂性尿路感染经治疗后，绝大多数可治愈；急性复杂性尿路感染治愈率低，除非纠正了易感因素，否则很难治愈，多数患者治疗后仍持续有细菌尿或多次复发。

四、预防与调护

应注意休息，多饮水，多排尿，保证每日尿量在 1500mL 以上；饮食宜清淡，忌辛辣刺激饮食；女性患者应注意预防，保持会阴清洁，大便后手纸由前向后擦，避免污染，洗澡应以淋浴为主；性生活后注意排尿等。

第三节　急性肾损伤

急性肾损伤（acute kidney injury，AKI），是由于各种原因导致肾功能在短期内（数小时或数天）迅速减退，氮质废物堆积，水、电解质、酸碱平衡失调，血肌酐和血尿素氮呈进行性升高的临床综合征，通常血肌酐每日上升 $44.2 ~ 176.8\mu mol/L$（$0.5 ~ 2mg/dL$），血尿素氮上升 $3.6 ~ 10.7mmol/L$（$10 ~ 30mg/dL$）或以上，常伴少尿（<400mL/24 小时）或无尿（<100mL/24 小时）。但也有尿量不减少者，称为非少尿型急性肾损伤。符合以下情况之一即可诊断为 AKI：① 48

小时之内血肌酐升高超过 26.5μmol/L；②血肌酐超过基线 1.5 倍（确认或推测病情 7 天内发生）；③尿量 < 0.5mL/（kg·小时），且持续 6 小时以上。单用尿量改变作为诊断标准时，需要除外尿路梗阻及其他导致尿量减少的原因。急性肾损伤可见于各种疾病，尤其常见于内科、外科及妇产科疾患，不同病因所致急性肾损伤发病机制不同，临床表现和治疗、预后也不相同。

急性肾损伤可归属于中医学"癃闭""关格"等范畴。

一、病因

（一）西医病因病理

1.病因及发病机制

急性肾衰的病因常见以下三类：①肾前性急性肾衰：由低血容量、心排出量减少、有效血浆容量减少、肾血管阻塞、肾血管动力学的自身调节紊乱等因素，引起有效循环血容量不足，肾血灌注量减少，肾小球滤过率降低，肾小管内压低于正常，尿量减少，血氮质废物增高，从而出现的急性肾衰。②肾性急性肾衰：由于肾小球、肾小管 – 间质、肾血管等各种肾实质疾患所致，或肾前性因素未能及时去除使病情发展所致。③肾后性急性肾衰：结石、肿瘤、血块、坏死肾组织或前列腺肥大、腹膜后纤维化等各种原因导致尿路梗阻，使肾实质受压，肾脏功能急剧下降引起的急性肾衰。

急性肾衰是多种因素综合作用的结果，目前尚无一种学说能完全解释各种急性肾衰。其机制研究大多侧重于肾缺血和（或）肾中毒引起肾小管损伤。其主要发病机制：①肾小管损伤：当肾小管急性严重损伤时，因肾小管阻塞和肾小管基底膜断裂引起的肾小管内液反漏入间质，从而引起急性肾小管上皮细胞变性、坏死，肾间质水肿，肾小管阻塞，肾小球有效滤过压降低。②肾小管上皮细胞代谢障碍：肾小管上皮细胞的损伤及代谢障碍，导致肾小管上皮细胞死亡。③肾血流动力学变化：肾缺血和肾毒素的作用致使肾素 – 血管紧张素系统、前列腺素、儿茶酚胺、内皮素、心钠素、抗利尿激素、血管内皮生长因子、肿瘤坏死因子等血管活性物质释放，引起肾血流动力学变化，导致肾血液灌注量减少，肾小球滤过率下降。④缺血再灌注损伤：实验证实肾缺血再灌注损伤主要为氧自由基及细胞内钙超负荷，使肾小管上皮细胞内膜脂质过氧化增强，导致细胞功能紊乱，以致细胞死亡。⑤表皮生长因子：实验研究表明，肾脏是体内合成表皮生长因子的主要部位之一，急性肾衰时由于肾脏受损，使表皮生长因子减少，在恢复期，肾小管上皮细胞的表皮生长因子及其受体数目明显增多，血肌酐及钠滤过分数下降，提示表皮生长因子与肾脏的修复及再生有关。

2. 病理

由于病因不同，病理改变差异显著。一般肉眼可见肾脏增大而质软，剖面髓质呈暗红色，皮质肿胀，因缺血而呈苍白色。典型的缺血性急性肾衰病理特征是光镜下见肾小管上皮细胞片状和灶性坏死，从基底膜上脱落，小管腔管型堵塞。管型由未受损或变性上皮细胞、细胞碎片、Tamm-Horsfall 黏蛋白和色素组成。坏死最严重的部位常在近端肾小管直部，也可在髓袢升支厚壁段。肾缺血者肾小管基底膜常遭破坏，如基底膜仍完整存在，则肾小管上皮细胞可在 1 周内恢复；如基底膜已遭破坏，则上皮细胞不能再生而形成结缔组织瘢痕。

（二）中医病因病机

本病发生多与外感六淫疫毒、饮食不当、意外伤害、失血失液、中毒虫咬、药毒伤肾等因素有关。

1. 热毒炽盛

外感六淫疫毒，邪热炽盛，肺热壅滞，膀胱湿热，邪气入气入血，损伤肾络，气化失司，而见少尿、血尿或衄血。

2. 火毒瘀滞

外感温热疫毒，邪热内盛，热入营血，闭窍扰神，迫血妄行，热阻于肾，气化失司而发病。

3. 湿热蕴结

误食毒物，邪毒入里，湿毒中阻，气机升降失常，内犯于肾，经络气血瘀阻，气化不行，而见少尿或尿闭。

4. 气脱津伤

失血伤液，或热毒耗液，致精血亏少，肾脏空虚，使肾元衰竭而发病。

总之，本病病位在肾，涉及肺、脾（胃）、三焦、膀胱。病机主要为肾失气化，水湿浊瘀不能排出体外。初期主要为火热、湿毒、瘀浊之邪壅滞三焦，水道不利，以实热居多，后期以脏腑虚损为主。

二、治疗

（一）治疗思路

在本病初期应用西药利尿，抗感染，调节水、电解质、酸碱平衡紊乱，及时透析，救治休克、心衰等严重并发症，同时应用中医药进行辨证论治，整体调节，可改善症状，提高救治成功率。后期重点运用中医药辨证论治，促进肾功能恢复。

（二）西医治疗

1. 一般治疗

（1）纠正可逆因素

对于引起急性肾衰的原发可逆因素，如严重外伤、心力衰竭、急性大出血等应积极治疗，处理好感染、休克、血容量不足等。停用影响肾灌注或具有肾毒性的药物。

（2）营养支持

补充营养以维持整体的营养状况，有助于损伤细胞的修复和再生，提高存活率，首先要保证每日足够的热量供给。AKI 患者每日所需能量应为 1.3 倍基础能量消耗（basal energy expenditure，BEE），一般需要量为每日 105 ~ 126kJ/kg（25 ~ 30kcal/kg）。

（3）积极控制感染

一旦出现感染迹象，应尽早使用有效抗生素治疗。根据细菌培养和药敏试验选择对肾无毒性或毒性小的药物，并按肾小球滤过率（GFR）调整用药剂量。

（4）维持水、电解质和酸碱平衡

少尿期应严格记录 24 小时液体出入量，量出为入，即每日入液量应为前日的尿量加上显性失水量再加上非显性失水量（约 400mL），纠正高血钾及酸中毒。多尿期则须防止脱水及低血钾。

2. 对症治疗

（1）高钾血症

血钾超过 6.5mmol/L，心电图表现为 QRS 波增宽等变化，应该给予紧急处理：①静脉推注 10% 葡萄糖酸钙 10mL，于 5 ~ 10 分钟注完，如果需要，可在 1 ~ 2 分钟后再静脉推注 1 次；5%碳酸氢钠 100～200mL 静脉滴注；50%葡萄糖溶液 50～100mL 加入 6～12U 胰岛素缓慢静脉滴注。②口服聚磺苯乙烯钠散，每次 15～30g，每日 1～2 次或口服聚苯乙烯磺酸钙散，每日 15～30g，分 2～3 次服用。以上措施无效时，血液透析是最佳的治疗方式。

（2）代谢性酸中毒

应及时治疗，轻度酸中毒可用 5%碳酸氢钠 100～250mL 静脉滴注。对于严重酸中毒患者，应该立即选择透析治疗。

（3）感染

感染是常见的并发症。应尽早使用抗生素。应根据细菌培养和药物敏感试验选择对肾脏无毒性或毒性低的药物。

3. 透析疗法

对保守治疗无效，出现下列指征的急性肾衰患者，应考虑进行急诊透析：①少尿或无尿 2 天；②尿毒症症状明显；③肌酐清除率较正常下降超过 50%，或血尿素氮升高达 21mmol/L，血肌酐升高达 442μmol/L；④血钾超过 6.5mmol/L；⑤代谢性酸中毒，$CO_2CP \leqslant 13mmol/L$；⑥脑水肿、肺水肿或充血性心力衰竭。透析疗法包括血液透析、腹膜透析以及连续性肾脏替代疗法（continuous renal replacement therapy，CRRT）等。如达到急诊透析的参考指标则应采用透析疗法，可使患者度过少尿期，降低病死率和缩短病程。

（三）中医治疗

1. 辨证论治

（1）少尿期

①热毒炽盛症。症状：尿量急骤减少，甚至闭塞不通，发热不退，口干欲饮，头痛身痛，烦躁不安，舌质红绛，苔黄干，脉数。

治法：泻火解毒。

方药：黄连解毒汤加减。

②火毒瘀滞证。症状：尿点滴难出，或尿血、尿闭，高热谵语，吐血，衄血，斑疹紫黑或鲜红，舌质绛紫，苔黄焦或芒刺遍起，脉细数。

治法：清热解毒，活血化瘀。

方药：清瘟败毒饮加减。若热扰心营，烦躁谵语，另服安宫牛黄丸；肺热壅

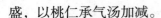

盛，以桃仁承气汤加减。

③湿热蕴结证。症状：尿少尿闭，恶心呕吐，口中尿臭味，发热，口干而不欲饮，头痛烦躁，严重者可神昏抽搐，舌苔黄腻，脉滑数。

治法：清热利湿，降逆泄浊。

方药：黄连温胆汤加减。

④气脱津伤证。症状：尿少或无尿，汗出湿冷，气微欲绝，或喘咳息促，唇黑甲青，脉细数或沉浮，多见于吐泻失水或失血过多之后。

治法：益气养阴，回阳固脱。

方药：生脉散合参附汤加减。失血血虚者，以当归补血汤加减。

（2）多尿期

①气阴两虚证。症状：面色萎黄，全身疲乏，咽干思饮，手足心热，尿多清长，舌红少津，或舌淡有齿痕，脉细。

治法：益气养阴。

方药：参芪地黄汤加减。

②肾阴亏损症。症状：腰膝酸软，尿多不禁，口干欲饮，手足心热，舌红苔少，脉细。

治法：滋阴补肾。

方药：六味地黄丸加减。

2. 常用中药制剂

中药制剂：生脉注射液。

功效：益气固脱，养阴生津。适用于急性肾衰休克阶段及多尿期的病人。40mL 加入 10% 葡萄糖注射液 250mL 中，静脉滴注，每日 1 次。

三、预后

及早诊断及救治，可提高患者存活率。AKI 预后与病因及并发症严重程度有关。肾前性因素导致的 AKI，如能早期诊断和治疗，肾功能多可恢复至基线值，死亡率小于 10%。肾后性 AKI 如果能及时解除梗阻，肾功能也大多恢复良好。肾性 AKI 预后存在较大差异，无并发症者死亡率在 10%~30%，合并多脏器衰竭时，死亡率高达 30%~80%。有些患者虽然肾功能恢复，但遗留肾小管酸化功能及浓缩功能减退。

四、预防与调护

积极治疗原发病，控制和消除诱发因素。尽量避免使用具有肾毒性的中西药物。

注意卧床休息，避免劳累。饮食宜清淡，保证足够热量，避免辛辣刺激之品。少尿期水钠摄入应"量出为入"，多尿期要防止脱水及低血钾。鼓励患者保持乐观、愉快的心情。

第五章　中西医结合循环系统疾病诊治

第一节　高血压

高血压（hypertension）是以体循环动脉压增高为主要表现的临床综合征。根据目前采用的国际统一标准，收缩压 ≥ 140mmHg 和（或）舒张压 ≥ 90mmHg 就可以确诊为高血压。高血压可分为原发性高血压和继发性高血压。原发性高血压占高血压的 95% 以上；继发性高血压为某些疾病的临床表现，有明确病因，约占高血压的 5%。《中国居民营养与慢性病状况报告（2015）》显示，2012 年我国 18 岁及以上居民高血压患病率为 25.2%，而且高血压的发病率仍在不断上升。WHO 相关研究显示，按照目前的趋势，2025 年全球成人高血压患病率将突破 29%，全球将有近 16 亿成年人成为高血压人群。高血压严重危害人类健康，是心力衰竭、脑卒中、终末期肾病及外周血管疾病最重要的高危因素之一。

高血压与中医"风眩"相似，根据相关临床症状亦可归属于"眩晕""头痛""中风"等范畴。

一、病因

（一）西医病因

1. 病因

原发性高血压的病因为多因素的，可分为遗传和环境因素两方面，是遗传易感性和环境因素相互作用的结果，是由于多种后天因素使血压的调节失代偿所致，具有一定的遗传背景。

2. 发病机制

（1）血压调节机制失代偿

诸多因素可以影响血压的调节，其中主要是心排血量及体循环的周围血管阻力。心排血量与体液容量、心率、心肌收缩力呈正相关。总外周阻力与阻力小动脉结构的改变、血管壁的顺应性、血管的舒缩状态、血液黏稠度等因素有关。血压的急性调节主要通过压力感受器及交感神经活动来实现，而慢性调节则主要通过肾素—血管紧张素—醛固酮系统及肾脏对体液容量的调节来完成。如上述调节机制失去平衡即会导致高血压。

（2）遗传因素

高血压的遗传倾向比较明显，目前认为是一种多基因疾病。高血压患者中40%~60%有家族史，有明显的家族聚集性。动物实验也筛选出遗传性高血压大鼠株—自发性高血压大鼠（SHR），证实高血压可能与遗传有关。

（3）肾素—血管紧张素—醛固酮系统（RAAS）

体内存在循环及局部两种 RAAS 系统。循环 RAAS 系统主要由于肾灌注减低或肾缺血而被激活。肾素由肾小球入球动脉的球旁细胞分泌，而后使肝脏的血管紧张素原变为血管紧张素 I，再经血管紧张素转换酶的作用变为血管紧张素 II（Ang II）。Ang II 升高可使血压升高，其机理是使小动脉平滑肌收缩，增加周围血管阻力；刺激肾上腺皮质球状带，使醛固酮分泌增加，引起水钠潴留，血容量增加；通过交感神经末梢突触前膜的正反馈使去甲肾上腺素分泌增加，导致心率加快、心肌收缩力增强和心输出量增加。多途径导致血压升高，并持续处于高血压状态。最近几年发现心脏、肾脏、肾上腺、中枢神经、血管壁等均有局部的RAAS，通过旁分泌或自分泌调节组织功能，这对高血压的形成、血压的调节可能具有较强的作用。

（4）精神神经系统

大脑皮层受外界及内在环境的长期不良刺激，使其兴奋与抑制过程平衡失调，对皮质下中枢的调节失控，交感神经活动增强、儿茶酚胺类介质的释放使小动脉收缩，并继发引起血管平滑肌增生，肾素释放增多。这些因素促使高血压形成，并持续处于高血压状态。

（5）钠潴留

高钠饮食可使某些体内有遗传性钠运转缺陷的患者血压升高。钠摄入过多可使水、钠潴留，血容量增多，心输出量增加，以致血压升高。其次，由于血管平滑肌细胞内钠离子水平增高，又可使细胞内钙离子水平增高，使小动脉收缩，外周阻力增高，参与高血压的发生。再次，心钠素增高，影响钠排出，也参与高血压形成。

（6）血管内皮功能受损

血管内皮细胞具有调节血管舒缩、影响血流、调节血管重建的功能。血管内皮细胞生成的活性物质对血管舒缩等有调节作用。引起血管舒张的物质有前列环素（PGI2）、内皮源性舒张因子（EDRF）、一氧化氮（NO）等；引起血管收缩的物质有内皮素（ET-1）、血管紧张素Ⅱ等。高血压时，一般NO生成减少，而ET-1增加，血管平滑肌细胞对舒张因子反应减弱，而对收缩因子反应增强。

（7）胰岛素抵抗

胰岛素抵抗（insulin resistance，IR），是指必须以高于正常的血胰岛素释放水平来维持正常的糖耐量，表示机体组织对胰岛素处理葡萄糖的能力减退，约50%的原发性高血压患者存在不同程度的IR。胰岛素抵抗通过下列因素使血压升高：①肾小管对钠的重吸收增加；②增强交感神经活动；③使细胞内钠、钙增加；④刺激血管壁增生。

（8）其他

缺少运动、肥胖、吸烟、过量饮酒、低钙、低镁、低钾等都与高血压有关。

（二）中医病因病机

本病主要由情志失调、饮食不洁、久病过劳及先天禀赋不足等，致使机体脏腑、经络气血功能紊乱，阴阳失去平衡，清窍失聪，形成以头晕、头痛等为主要表现的高血压。

1. 肝阳上亢

肝为风木之脏，内寄相火，体阴而用阳，主升主动。肝主疏泄，依赖肾精充养，素体阳盛，肝阳偏亢，日久化火生风，风升阳动，上扰清窍，则发眩晕。长期忧郁恼怒，肝气郁结，气郁化火，肝阴暗耗，阴虚阳亢，风阳升动，上扰清窍，发为眩晕。《类证治裁》："头为诸阳之会，阳升风动，上扰颠顶……耳目乃清空之窍，风阳眩沸，斯眩晕作焉。"

2. 痰湿中阻

脾主运化水谷，为生痰之源。若嗜酒肥甘，饥饱无常，或思虑劳倦，伤及于脾，脾失健运，水谷不化生精微，聚湿生痰，痰浊上扰，蒙蔽清窍，发而为眩。《丹溪心法》："头眩，痰夹气虚并火，治痰为先……无痰不作眩。"

3. 瘀血阻窍

久病入络，随着病情的迁延不愈，日久殃及血分，血行不畅，瘀血内停，滞于脑窍，清窍失养，发为眩晕。明代虞抟在《医学正传》中有"因瘀致眩"之说。

4. 肝肾阴虚

肝藏血，肾藏精，肝肾同源。肝阴不足可导致肾阴不足，肾阴不足亦可引起肝阴亏乏。肝阳上亢日久，不但耗伤肝阴，亦可损及肾阴。素体肾阴不足或纵欲伤精，肾水匮乏，水不涵木，阳亢于上，清窍被扰，而作眩晕。

5. 阴阳两虚

久病体虚，累及肾阳，肾阳受损，或阴虚日久，阴损及阳，导致阴阳两虚，髓海失于涵养，而见眩晕等。

综上所述，高血压一病，主要病因为情志失调、饮食不洁、久病劳伤、先天禀赋不足等。主要病机环节为风、火、痰、瘀、虚，与肝、脾、肾等脏腑关系密切。病机性质为本虚标实，肝肾阴虚为本，肝阳上亢、痰瘀内蕴为标。病机除了上述五个方面外，还有冲任失调、气阴两虚、心肾不交等，在临床中可参照辨证。

二、治疗

（一）治疗思路

高血压治疗的目标是有效地使血压降至血压控制目标值，以及防止靶器官损害，最大限度地减少或延迟心脑血管及肾脏并发症，降低病死率和病残率。目前，高血压的治疗药物非常多，只要正确选择、正规治疗，就能有效控制血压。对于轻度高血压患者，可以考虑用中医药治疗，对于中度和重度高血压患者应以西药治疗为主，可以考虑配以中药治疗，尤其是单纯西药治疗血压控制不理想的患者，需要加用中药配合治疗。在使用西药的同时使用中药，一方面可以更好地控制血压，另一方面还能有效地预防靶器官损害，改善临床症状，提高生活质量。

（二）西医治疗

高血压的治疗，首先要全面评估患者高血压分级是否存在危险因素，确定高血压的危险度，然后制定合理的方案给予治疗。心血管疾病常见危险因素包括吸烟、高脂血症、糖尿病、年龄 > 60 岁的男性或绝经后的女性、心血管疾病家族史等。高血压的治疗包括非药物治疗和药物治疗。

低度危险组：治疗以改善生活方式为主的非药物治疗或中医药整体辨证调理为主。无效者，再选择合理的西药予以治疗。

中度危险组：治疗除改善生活方式外，给予药物治疗。

高度危险组：必须药物治疗。

极高危险组：必须尽快给予强化治疗。

1. 非药物治疗

所有高血压患者初步诊断后，均应立即采取以改善生活方式为主的非药物治疗，非药物治疗包括限制钠盐、合理膳食、控制体重、限制烟酒、适当运动、减轻工作压力、保持乐观心态和充足睡眠等。

2. 药物治疗

（1）利尿剂（diuretic）

用于轻、中度高血压，适用于老年高血压、单纯收缩期高血压、难治性高血压、心力衰竭合并高血压的治疗。

噻嗪类：①氢氯噻嗪，每次 12.5～25mg，每日 1～2 次，口服；②氯噻酮，每次 12.5～25mg，每日 1 次。此类药物易引起低血钾及血糖、血尿酸、血胆固醇增高，因此，糖尿病、高脂血症患者慎用，痛风患者禁用。

袢利尿剂：呋塞米，每次 20～40mg，每日 1～2 次。利尿作用强而迅速，可致低血钾、低血压。肾功能不全者慎用。

保钾利尿剂：①螺内酯，每次 20mg，每日 2 次；②氨苯蝶啶，每次 50mg，每天 1～2 次。本类药物可引起高血钾，不宜与血管紧张素转换酶抑制剂合用，肾功能不全者禁用。

此外，吲达帕胺兼有利尿及钙拮抗作用，能有效降压而较少引起低血钾，它可从肾外（胆汁）排出，可用于肾衰竭患者，有保护心脏的作用。高脂血症及糖尿病患者慎用。常用剂量为每次 2.5～5mg，每日 1 次。

（2）β 受体阻滞剂（retarder）

通过肾素释放的抑制、神经递质释放的减少、心排出量降低等达到降低血压的目的。1、2 级高血压患者比较适用，尤其是心率较快的中青年患者，或合并有心绞痛、心肌梗死、慢性心力衰竭、交感神经活性增高以及高动力状态的高血压患者。常用制剂：①美托洛尔，每次 25～50mg，每日 2 次；②阿替洛尔，每次 50 ~ 100mg，每日 1 次；③阿罗洛尔，每次 10mg，每日 2 次；④比索洛尔，每次 5 ~ 10mg，每日 1 次；⑤卡维地洛（兼有 α 受体阻滞作用），每次 12.5 ~ 25mg，每日 1 次。本类药物有抑制心肌收缩力、房室传导时间延长、心动过缓、支气管痉挛等副作用，可能有影响糖、脂肪代谢等不良反应，因此不宜用于支气管哮喘、病态窦房结综合征、房室传导阻滞、外周动脉疾病等。慎用于充血性心力衰竭，酌情用于糖尿病及高脂血症患者。不宜与维拉帕米合用。冠状动脉粥样硬化性心脏病患者用药后不宜突然停用，因可诱发心绞痛，切忌突然停药，以免引起反跳。

（3）钙通道拮抗剂（antagonist，CCB）

可用于中、重度高血压的治疗，适宜于单纯性收缩压增高的老年病患者。CCB 有维拉帕米、地尔硫䓬和二氢吡啶类。前二者抑制心肌收缩性、自律性和传导性，不宜应用于心力衰竭、窦房结功能低下、心脏传导阻滞患者。二氢吡啶类近年来发展迅速，对心肌收缩性、传导性及自律性的抑制少，应用较为普遍。常用药物有：①硝苯地平，每次 5 ~ 10mg，每日 3 次；②硝苯地平缓释片，每次 30 ~ 60mg，每日 1 次，或每次 10 ~ 20mg，每日 2 次；③硝苯地平控释片，每次 30 ~ 60mg，每日 1 次；④尼群地平，每次 10mg，每日 2 次；⑤非洛地平缓释片，每次 2.5 ~ 10mg，每日 1 次；⑥氨氯地平，每次 5 ~ 10mg，每日 1 次；⑦拉西地平，每次 4 ~ 6mg，每日 1 次。硝苯地平由于使血管扩张、反射性交感神经兴奋，可出现心率加快、颜面潮红、头痛、下肢浮肿等不良反应，尤以短效制剂明显，其交感激活作用对冠心病的预防不利，故不宜长期应用，而长效制剂不良反应明显减少，降压平稳持久、患者耐受好、依从性高，可长期应用。

（4）血管紧张素转换酶抑制剂（enzyme inhibitor，ACEI）

可以用于各种类型、各种程度的高血压，ACEI 具有改善胰岛素抵抗和改善蛋白尿的作用，对伴有心力衰竭、左心室肥大、心肌梗死后房颤、蛋白尿或微量白蛋白尿、慢性肾脏疾病、代谢综合征、糖耐量降低及糖尿病肾病等合并症尤为适宜。妊娠高血压、严重肾衰竭、高血钾者禁用。常用药物：①卡托普利，每次 12.5 ~ 50mg，每日 2 ~ 3 次；②依那普利：每次 10 ~ 20mg，每日 2 次；③贝那普利，每次 10 ~ 20mg，每日 1 次；④培哚普利，每次 4 ~ 8mg，每日 1 次；⑤赖诺普利，每次 10 ~ 20mg，每日 1 次；⑥福辛普利，每次 10 ~ 40mg，每日 1 次。ACEI 常见的不良反应为刺激性干咳，其发生率为 10% ~ 20%，可能与体内缓激肽增多有关，停药后可消失，少数患者有皮疹及血管神经性水肿。血肌酐超过 3mg/dL 时慎用，应定期监测血肌酐及血钾水平。

（5）血管紧张素Ⅱ受体阻滞剂（retarder，ARB）

从受体水平阻断 Ang Ⅱ 的收缩血管、水钠潴留及细胞增生等不良作用，使血管扩张，血压下降，同时还有保护肾功能、延缓肾病进展、逆转左心室肥厚、抗血管重构等作用，总体作用明显优于 ACEI。常用药物：①氯沙坦，每次 25～100mg，每日 1 次；②缬沙坦，每次 80～160mg，每日 1 次；③厄贝沙坦，每次 150～300mg，每日 1 次；④坎地沙坦，每次 4～8mg，必要时可增至 12mg，每日 1 次。此类药物不良反应较少，可能有轻微头痛、水肿等，一般不引起刺激性干咳。其治疗对象和禁忌证与 ACEI 相同，用于不耐受 ACEI 的干咳患者。

（6）α 受体阻滞剂（retarder）

一般不作为高血压的首选药。适用于高血压伴前列腺增生等患者，也用于难治性高血压患者的治疗。α 受体阻滞剂最主要的不良反应是首剂低血压反应、体位性低血压及耐药性，最好住院时使用。常用药物：①哌唑嗪，每次 0.5～2mg，每日 3 次；②特拉唑嗪，每次 1～8mg，每日 1 次。α 受体阻滞剂因副作用较多，目前不主张单独使用，但是在复方制剂或联合用药治疗时还在使用。

（7）肾素抑制剂

为一类新型肾素—血管紧张素系统阻滞降压药，其代表药为阿利吉伦，每次 150～300mg，每日 1 次。妊娠高血压禁用。

（8）其他

复方罗布麻叶片、复降片、珍菊降压片等降压作用温和，价格低廉，可酌情选用。

3. 降压药物的合理应用

（1）降压应用的基本原则

①小剂量。初始治疗时通常应采用较小的有效治疗剂量，并根据需要逐步增加剂量。

②优先选择长效制剂。尽可能使用一天一次给药而有持续 24 小时降压作用的长效药物，以有效控制夜间血压与晨峰血压，更有效预防心脑血管并发症发生。如使用中、短效制剂，则需每天 2～3 次用药，以达到平稳控制血压。

③联合用药。以增加降压效果又不增加不良反应，在低剂量单药治疗疗效不

满意时，可以采用两种或多种降压药物联合治疗。事实上，2级以上高血压为达到目标血压常需联合治疗。对血压≥160/100mmHg 或高于目标血压 20/10mmHg 或高危及以上患者，起始即可采用小剂量两种药联合治疗，或用小剂量固定复方制剂。

④个体化。根据患者具体情况和耐受性及个人意愿或长期承受能力，选择适合患者的降压药物。

（2）用药选择

①合并心力衰竭者选用利尿剂、ACEI、β 受体阻滞剂，不宜选用 α 受体阻滞剂及 CCB。

②轻度肾功能不全者可用 ACEI。

③老年人收缩期高血压宜选用利尿剂、长效二氢吡啶类。

④糖尿病患者用 ACEI 和 ARB，也可用 CCB。

⑤冠状动脉粥样硬化性心脏病、心肌梗死后患者选用 β 受体阻滞剂或 ACEI，稳定型心绞痛可用 CCB。

⑥高脂血症患者用 CCB、ACEI，不宜用 β 受体阻滞剂及利尿剂。

⑦妊娠者用甲基多巴、美托洛尔、硝苯地平，不宜用 ACEI、ARB。

⑧脑血管动脉硬化者用 ACEI、CCB。

⑨中年舒张期高血压患者可用长效 CCB、ACEI。

⑩合并支气管哮喘、抑郁症、糖尿病者不宜用 β 受体阻滞剂。

⑪痛风患者不宜用利尿剂。

⑫心脏传导阻滞者不宜用 β 受体阻滞剂及非二氢吡啶类 CCB。

（3）降压目标及应用方法

高血压患者的治疗目标，目前一般主张降低血压至控制目标值（140/90mmHg 以下）或理想水平（120/80mmHg 以下）。对于糖尿病、慢性肾脏疾病、心力衰竭或病情稳定的冠心病合并高血压者，血压控制目标值＜130/80mmHg。老年高血压患者血压降至 150/90mmHg 以下，如果能耐受，可进一步降至 140/90mmHg 以下，大于 80 岁高龄老人血压目标值＜150/90mmHg。高血压通常需要长期治疗，治疗后血压控制良好，可以逐步减少药物剂量或以最低药物剂量维持。但高血压患者在治疗期间，不可突然停药，否则会使血压迅速上升，或发生停药综合征（血压迅速升高、心悸、烦躁、多汗、心动过速等），合并冠状动脉粥样硬化心脏病者，可出现心绞痛发作或严重心律失常。

大多数无并发症的患者可单独或联合用药，治疗应从小剂量开始。临床实际应用时，患者心血管危险因素状况、靶器官损害、并发症、降压疗效、不良反应以及药物费用等，都有可能影响降压药的具体选择。目前认为，2级高血压患者在开始时就可以采用联合治疗。

4.高血压危重症的处理原则及治疗

（1）处理原则

高血压急症的患者应进入急诊抢救室或加强监护室，持续监测血压；尽快应用适合的降压药；酌情使用有效的镇静药以消除患者恐惧心理；并针对不同的靶器官损害给予相应的处理。

高血压急症需立即进行降压治疗以阻止靶器官进一步损害。在治疗前要明确用药种类、用药途径、血压目标水平和降压速度等。在临床应用时需考虑到药物的药理学和药代动力学作用，对心排出量、全身血管阻力和靶器官灌注等血流动力学的影响，以及可能发生的不良反应。理想的药物应能预估降压的强度和速度，作用强度可随时调节。

在严密监测血压、尿量和生命体征的情况下，应视临床情况的不同使用短效静脉降压药物。降压过程中要严密观察靶器官功能状况，如神经系统症状和体征的变化，胸痛是否加重等。由于已经存在靶器官的损害，过快或过度降压容易导致组织灌注压降低，诱发缺血事件。所以起始的降压目标不是使血压正常，而是渐进地将血压调控至安全的水平，最大限度地防止或减轻心、脑、肾等靶器官损害。

一般情况下，初始阶段（数分钟到1小时内）血压控制的目标为平均动脉压的降低幅度不超过治疗前水平的25%。在随后的2～6小时内将血压降至较安全水平，一般为160/100mmHg左右，如果可耐受这样的血压水平，临床情况稳定，在以后24～48小时逐步降低血压达到正常水平。降压时需充分考虑到患者的年龄、病程、血压升高的程度、靶器官损害和合并症的临床状况，因人而异地制定具体的方案。如果患者为急性冠状动脉综合征或以前没有高血压病史的高血压脑病（如急性肾小球肾炎、子痫所致等），初始目标血压水平可适当降低。若为主动脉夹层动脉瘤，在患者可以耐受的情况下，降压的目标应该低至收缩压100～110mmHg，一般需要联合使用降压药，并要重视足量β受体阻滞剂的使用。降压的目标还要考虑靶器官特殊治疗的要求，如溶栓治疗等。一旦达到初始靶目标血压，可以开始口服药物，静脉用药逐渐减量至停用。

（2）治疗

迅速降压：通过静脉用药迅速使血压降至 160/100mmHg 以下。①硝普钠 50 ~ 100mg 加入 5％葡萄糖注射液 500mL，避光静脉滴注。开始 10μg／分钟，密切观察血压，每 5 ~ 10 分钟可增加 5μg／分钟，直至血压得到满意控制后维持。②硝酸甘油 25mg 加入 5％葡萄糖注射液 500mL 中，以 5 ~ 10μg／分钟静脉滴注，每 5 ~ 10 分钟可增加 5 ~ 10μg 至 20 ~ 50μg/ 分钟。③尼卡地平，静脉滴注从 0.25μg/（kg·分钟）开始，密切观察血压，逐步增加剂量，可用至 6μg／（kg·分钟）。④乌拉地尔 10 ~ 50mg，静脉注射，通常用 25mg，如血压无明显降低，可重复使用，然后于 50 ~ 100mg 于 100mL 液体内静滴维持，滴速为 0.4 ~ 2mg／分钟，根据血压调节。⑤拉贝洛尔，50mg 加入 5％葡萄糖注射液 40mL 中以 5mg／分钟的速度静脉注射，15 分钟后无效者，可重复注射，3 次无效则停用。

降低颅内压：呋塞米 20 ~ 80mg，静脉注射。20％甘露醇 250mL，30 分钟内静脉滴入，每 4 ~ 6 小时 1 次。

制止抽搐：地西泮 10 ~ 20mg 缓慢静脉注射。苯巴比妥 0.1 ~ 0.2mg 肌内注射。10％水合氯醛 10 ~ 15mL 保留灌肠。

（三）中医治疗

1. 辨证论治

（1）肝阳上亢证

症状：头晕头痛，口干口苦，面红目赤，烦躁易怒，大便秘结，小便黄赤，舌质红，苔薄黄，脉弦细有力。

治法：平肝潜阳。

方药：天麻钩藤饮加减。阳亢化风者，加羚羊角粉、珍珠母以镇肝息风。

（2）痰湿内盛证

症状：头晕头痛，头重如裹，困倦乏力，胸闷，腹胀痞满，少食多寐，呕吐痰涎，肢体沉重，舌胖苔腻，脉濡滑。

治法：祛痰降浊。

方药：半夏白术天麻汤加减。痰热蕴结者，加天竺黄、黄连以清热化痰；脾虚湿困者，加砂仁、藿香、焦神曲以健脾化湿。

（3）瘀血阻窍证

症状：头痛经久不息，固定不移，头晕阵作，偏身麻木，胸闷，时有心前区痛，口唇发绀，舌紫，脉弦细涩。

治法：活血化瘀。

方药：通窍活血汤加减。气虚明显者，加黄芪、党参以补气活血；阳虚明显者，加仙茅以温阳化瘀；阴虚火旺者，加龟板、鳖甲以养阴清火。

（4）肝肾阴虚证

症状：头晕耳鸣，目涩，咽干，五心烦热，盗汗，不寐多梦，腰膝酸软，大便干涩，小便热赤，舌红少苔，脉细数或细弦。

治法：滋补肝肾，平潜肝阳。

方药：杞菊地黄丸加减。心肾不交者，加阿胶、鸡子黄、酸枣仁、柏子仁等交通心肾，养心安神。

（5）肾阳虚衰证

症状：头晕眼花，头痛耳鸣，形寒肢冷，心悸气短，腰膝酸软，遗精阳痿，夜尿频多，大便溏薄，舌淡胖，脉沉弱。

治法：温补肾阳。

方药：济生肾气丸加减。

2. 常用中药制剂

（1）松龄血脉康胶囊

功效：活血化瘀，平肝潜阳。适用于瘀血内阻、肝阳上亢证。用法：口服，每次3粒，每日3次。

（2）天麻钩藤颗粒

功效：平肝潜阳。适用于肝阳上亢证。用法：口服，每次1包，每日3次。

（3）养血清脑颗粒

功效：养血平肝，活血通络。适用于血虚肝旺证。用法：口服，每次4g，每日3次。

（4）六味地黄丸

功效：滋阴补肾。适用于肾阴亏损证。用法：口服，每次1粒，每日2次。

（5）金匮肾气丸

功效：温补肾阳，化气行水。适用于肾虚证。用法：口服，每次1丸，每日

2 次。

三、预后

高血压是心、脑、肾等重要脏器损害常见而主要的危险因素。高血压病程越长，靶器官损害越严重。一些轻度高血压患者，经适当综合治疗，可以治愈；大多数患者坚持合理用药，改变生活方式，可以改善症状，延缓并发症出现；若治疗不当可出现心、脑、肾等严重并发症，危及生命。

四、预防与调护

高血压及其引起的心脑血管疾病居于目前疾病死亡原因的首位，因此应及早发现、及时治疗、坚持服药，尽量防止及逆转靶器官的损害，减少其严重后果。

根据不同的情况进行针对性预防。高血压的预防一般分为三级：一级预防是针对高危人群和整个人群，以社区为主，注重使高血压易感人群通过减轻体重、改善饮食结构、戒烟、限酒、增加体育活动等预防高血压病的发生；二级预防是针对高血压患者，包括一切预防内容，并采用简便、有效、安全的药物进行治疗；三级预防是针对高血压重症的抢救，预防其并发症的产生和死亡。

做好健康教育工作，保持健康的生活方式。注意劳逸结合，精神乐观，睡眠充足，保持大便通畅，多吃低热量、高营养的食物，少盐、少糖、少油。

第二节　心力衰竭

心力衰竭（heart failure，HF）是由于各种原因的心肌损伤和（或）心脏负荷过重（心肌梗死、心肌病、高血压、瓣膜疾病、炎症等），引起心肌结构和功能的变化，最后导致心室泵血和（或）充盈功能低下，临床上以组织血液灌注不足以及肺循环和（或）体循环淤血为主要特征的一组临床综合征。心力衰竭是一种进行性的病变，一旦起始以后，即使没有新的心肌损害，临床亦处于稳定阶段，仍可通过心肌重构不断进展。

心力衰竭是一种复杂的临床症状群，是各种心脏病的终末阶段。本病按心力衰竭发病缓急可分为急性心衰和慢性心衰；按心力衰竭发生的部位可分为左心、右心和全心衰竭；按收缩及舒张功能障碍可分为收缩性心力衰竭和舒张性心力衰竭。慢性心力衰竭是大多数心血管疾病的最终归宿和主要死亡原因。据国外统计，人群中心衰的患病率为 1.5%～2.0%，65 岁以上可达 6%～10%。我国对 35～74 岁城乡居民随机抽样调查显示，心衰患病率为 0.9%，心衰患者约为 400 万。据我国 50 家医院住院病例调查，心力衰竭住院率占同期心血管病的 20%。心力衰竭的原因过去我国以心瓣膜病为主，近年则以高血压、冠心病居多。

本病可归属于中医的"喘证""怔忡""心悸""心痹""心水""水肿"等范畴，其病名统一为"心衰病"。本节主要介绍慢性心力衰竭。

一、病因

（一）西医病因

心脏功能主要由心肌收缩力、前负荷（容量负荷）、后负荷（压力负荷）、心率四种因素决定，这些因素中任何一种因素异常影响到心脏的泵血功能，使心脏不能提供适当的组织血液灌注都可引起心力衰竭。

1. 心肌舒缩功能障碍

见于缺血性心肌损害，如冠心病的心绞痛和心肌梗死等；各种类型的心肌炎及心肌病，如病毒性心肌炎、原发性扩张型心肌病、限制型心肌病、心肌致密化不全等；心肌代谢障碍性疾病，如糖尿病性心肌病、维生素 B_1 缺乏症及心肌淀粉样变性心脏病等；心肌浸润性病变，如白血病浸润等；药物所致的心肌损伤与坏死等。

2. 前负荷增加

心脏瓣膜关闭不全，如主动脉瓣关闭不全、二尖瓣关闭不全等；左向右心分流先天性心血管病，如房间隔缺损、室间隔缺损、动脉导管未闭等；伴有全身血容量增多或循环血量增多的疾病，如甲状腺功能亢进症、长期贫血等。

3. 后负荷增加

如高血压、主动脉瓣狭窄、肺动脉高压、肺动脉瓣狭窄等。

4. 心脏整合功能异常

如左右心室收缩不同步、房室不协调及心室内收缩不协调等。

（二）中医病因病机

本病主要是由于外邪入侵、饮食偏嗜、情志所伤、先天不足、年老体衰等因素导致，上述因素久之影响及心，致心气衰弱，气不行血，血不利则为水，瘀水互结，损及心阳、心阴，气血衰败，发展为心衰之病。

1. 气虚血瘀

气虚血瘀是心衰的基本证候，可见于心衰的各期。由于各种致病因素影响及心，致心气虚弱。心主血脉，气为血之帅，气行则血行。心气不足，鼓动无力，必致血行不畅而成瘀，出现神疲乏力、口唇青紫甚至胁痛积块。

2. 气阴两虚

气阴两虚可见于心衰各期，气虚致气化机能障碍，使阴液生成减少，早期阴虚多与原发疾病有关，中后期阴虚则是病情发展的结果。

3. 阳虚水泛

多见于心衰中后期，或久病体弱，素体阳虚的患者。心气虚久，累及心阳，致心阳受损；或素体阳虚影响心阳，也可致心阳受损，可见心悸、胸痛、面色苍白、畏寒怕冷等症状。随着病情的发展，心阳虚的证候日渐显著，到心力衰竭的终末期以阳虚为突出表现，最终表现为阳气厥脱之危象。心阳亏虚，累及肾阳，致命门火衰。肾阳虚亏，气不化津，津失敷布，水溢肌肤则浮肿。

4. 痰饮阻肺

本证属本虚标实而以标实为主。心肺气虚，脾肾俱病，水湿不化，聚而为痰，壅阻于肺，肺失清肃，而致痰饮阻肺，则见咳喘气急、张口抬肩、不能平卧、痰多，若痰郁而化热，则痰黄而稠、咯吐不爽、苔黄厚腻。

二、治疗

（一）治疗思路

慢性心衰的治疗自 20 世纪 90 年代以来已有了非常值得注意的转变：从短期血流动力学/药理学措施转为长期的、修复性的策略，目的是改变衰竭心脏的生物学性质。心衰的治疗目标不仅仅是改善症状、提高生活质量，更重要的是针对心肌重构的机制，防止和延缓心肌重构的发展，从而降低心衰的死亡率和住院率。

心衰病为本虚标实之证，本虚为气虚、阳虚、阴虚，标实为血瘀、痰饮、水停。气虚血瘀是病机之本，贯穿于心衰病的全过程，因此益气活血是治疗心衰病的基本治则。阳虚、阴虚、痰浊、水饮是心衰病常见的证候，应谨察病机，灵活运用温阳、养阴、化痰、利水等治法。

（二）西医治疗

1. 一般治疗

（1）去除或缓解病因

对导致患者心力衰竭的病因进行评估，如有原发性瓣膜病并发心力衰竭NYHA 心功能Ⅱ级以上，主动脉瓣疾病且有晕厥、心绞痛的患者均应予手术修补或置换瓣膜；缺血性心肌病心力衰竭患者伴心绞痛，左室功能低下但证实尚有存活心肌的患者，冠状动脉血管重建术可改善心功能；其他如甲状腺功能亢进的治疗、室壁瘤的手术矫正等均应注意。

（2）去除诱发因素

控制感染，治疗心律失常特别是心房颤动并发快速心室率，纠正贫血、电解质紊乱，注意是否并发肺梗死等。

（3）改善生活方式，干预心血管损害的危险因素

控制高血脂、高血压、糖尿病，戒烟、戒酒，肥胖患者减轻体重。饮食宜低盐、低脂，重度心力衰竭患者应限制每日摄入水量，应每日称体重以早期发现液体潴留。应鼓励心力衰竭者做适当运动。在呼吸道疾病流行或冬春季节，可给予流感、肺炎球菌疫苗等以预防感染。

（4）密切观察病情演变及定期随访

了解对药物治疗的依从性、药物的不良反应和患者的饮食等情况，及时发现病情恶化并采取措施。

2. 药物治疗

（1）利尿剂

利尿剂通过抑制肾小管特定部位钠或氯的重吸收抑制心力衰竭时的钠潴留，减少静脉回心血流而减轻肺淤血，降低前负荷，改善心功能。常用的利尿剂有作用于 Henle 袢的袢利尿剂，如呋塞米；作用于远曲肾小管的噻嗪类，如氢氯噻嗪和氯噻酮；以及保钾利尿剂如螺内酯、氨苯蝶啶、阿米洛利，后二者不受醛固酮

调节。

①适应证。所有病情稳定并无禁忌证的心功能不全患者一经诊断均应立即应用。

②应用方法。通常从小剂量开始，如呋塞米每日 20mg，氢氯噻嗪每日 25mg，并逐渐增加剂量至尿量增加，以体重每日减轻 0.5～1.0kg 为宜。利尿剂应用的目的是控制心力衰竭的液体潴留，一旦病情控制（表现为肺部啰音消失，水肿消退，体重稳定），即以最小有效量长期维持，一般需长期使用。在利尿剂治疗的同时，应适当限制钠盐的摄入量。

③不良作用。利尿剂可引起低钾、低镁血症而诱发心律失常。利尿剂的使用可激活内源性神经内分泌，特别是肾素—血管紧张素系统（RAS），短期增加电解质丢失的发生率和严重程度，长期激活会促进疾病的发展，除非患者同时接受神经内分泌拮抗剂治疗。过量应用利尿剂可降低血压和损害肾功能。

必须充分认识到利尿剂在心力衰竭治疗中起关键作用，利尿剂是唯一能够最充分控制心力衰竭液体潴留的药物。合理使用利尿剂是其他治疗心力衰竭药物取得成功的关键因素之一。

（2）血管紧张素转换酶抑制剂（ACEI）

ACEI 通过抑制循环和组织的 RAS 及作用于激肽酶Ⅱ，抑制缓激肽的降解，提高缓激肽水平，有益于慢性心力衰竭的治疗，可以明显改善远期预后，降低死亡率。

①适应证。所有左心室收缩功能不全（左心射血分数 <40%）患者，均可应用 ACEI，除非有禁忌证或不能耐受；无症状的左室收缩功能不全（NYHA 心功能Ⅰ级）患者亦需使用，可预防或延缓患者发生心力衰竭。伴有体液潴留者应与利尿剂合用。

②应用方法。ACEI 应用的基本原则是从较小剂量开始，逐渐递增，直至达到目标剂量，一般每隔 3～7 天剂量倍增 1 次。剂量调整的快慢取决于每个患者的临床状况。有低血压史、低钠血症、糖尿病、氮质血症以及服用保钾利尿剂者，递增速度宜慢。应尽量将剂量增加到目标剂量或最大耐受剂量，且需终生使用。ACEI 的良好治疗反应通常要到 1～2 个月或更长时间才显示出来，但即使症状改善并不明显，仍应长期维持治疗，以减少死亡或住院的危险性。ACEI 剂的撤除有可能导致临床状况恶化，应予避免。

③慎用或禁忌证。双侧肾动脉狭窄，血肌酐升高 [> 265μmol/L（3mg/dL）]，高钾血症（> 5.5mmol/L），低血压（收缩压 < 90mmHg），应禁用 ACEI；低血压患者经其他处理，待血流动力学稳定后再决定是否应用 ACEI；对 ACEI 曾有致命性不良反应的患者，如曾有血管神经性水肿、无尿性肾衰竭或妊娠妇女绝对禁用 ACEI。

④不良反应。主要有低血压、肾功能恶化、钾潴留、咳嗽和血管神经性水肿。

3. 非药物治疗

包括心脏再同步化治疗（CRT）、植入型心律转复除颤器（ICD）、心脏移植等。

（三）中医治疗

1. 辨证论治

（1）气虚血瘀证

症状：心悸怔忡，胸闷气短，甚则喘咳，动则尤甚，神疲乏力，面白或暗淡，自汗，口唇青紫，甚者胁痛积块，颈脉怒张，舌质紫黯或有瘀斑，脉虚涩或结代。

治法：养心补肺，益气活血。

方药：保元汤合桃红饮加减。若饮停喘咳者，合用葶苈大枣泻肺汤。

（2）气阴两虚证

症状：心悸气短，身重乏力，心烦不寐，口咽干燥，小便短赤，甚则五心烦热，潮热盗汗，眩晕耳鸣，肢肿形瘦，唇甲稍暗，舌质暗红，少苔或无苔，脉细数或促或结。

治法：益气养阴，活血化瘀。

方药：生脉饮合血府逐瘀汤。若兼肝肾阴虚，五心烦热，潮热盗汗，眩晕耳鸣者，合用六味地黄丸；若心动悸，脉结代者，合用炙甘草汤。

（3）阳虚水泛证

症状：心悸怔忡，气短喘促，动则尤甚，或端坐而不得卧，精神萎靡，乏力懒动，腰膝酸软，形寒肢冷，面色苍白或晦暗，肢体浮肿，下肢尤甚，甚则腹胀脐突，尿少或夜尿频多，舌淡苔白，脉沉弱或迟。

治法：温阳利水。

方药：参附汤、五苓散合葶苈大枣泻肺汤、丹参饮加减。若心肾阳虚突出，而水肿轻微者，合用金匮肾气丸。

（4）痰饮阻肺证

症状：喘咳气急，张口抬肩，不能平卧，痰多色白或黄稠，心悸烦躁，胸闷脘痞，面青汗出，口唇紫绀，舌质紫暗，舌苔厚腻或白或黄，脉弦滑而数。

治法：温化痰饮，泻肺逐水。

方药：苓桂术甘汤、葶苈大枣泻肺汤合保元汤、丹参饮加减。若痰郁化热，喘急痰黄难咯，舌红苔黄者，可用苇茎汤合温胆汤。

2. 常用中药制剂

（1）芪苈强心胶囊

功效：益气温阳，活血通络，利水消肿。适用于阳气虚乏，络瘀水停证。口服，每次4粒，每日3次。

（2）补益强心片

功效：益气养阴，活血利水。适用于气阴两虚兼血瘀水停证。口服，每次4片，每日3次。

三、预后

慢性心衰的预后取决于原发性心脏病的性质和诱发因素的可治性，其主要死因为进行性血流动力学障碍、恶性心律失常。心衰患者要尽早治疗心衰，去除各种诱发因素并积极控制原发疾病，以期延长生存时间，改善生存质量。

四、预防与调护

预防心衰的根本措施是积极治疗原发疾病，消除导致心衰的各种诱发因素，如感受外邪、情绪激动、暴饮暴食、过度劳倦、妊娠、药物使用不当等。患者应合理休息，适当减少活动，增加休息时间。对重度心衰，应限制下床活动，体位以半卧位为宜。其他轻中度患者可进行适当的康复运动训练，增强体质，提高心脏代偿能力，改善生活质量。心衰患者应避免情绪激动，重视精神调摄，避免不良刺激。饮食要清淡，以低盐、低脂肪、低热量、多纤维素为宜。

第六章　中西医结合血液系统疾病诊治

第一节　白血病

白血病（leukemia）是一类造血干细胞的恶性克隆性疾病。因白血病细胞自我更新增强、增殖失控、分化障碍、凋亡受阻而停滞在细胞发育的不同阶段。在骨髓和其他造血组织中，白血病细胞大量增生积聚，并浸润其他器官和组织，而正常造血细胞受抑制。

根据白血病细胞的成熟程度和自然病程，白血病可分为急性和慢性两大类。急性白血病（AL）的细胞分化停滞在较早阶段，多为原始细胞及早期幼稚细胞，病情发展迅速，自然病程仅数个月。慢性白血病（CL）的细胞分化停滞在较晚阶段，多为较成熟幼稚细胞和成熟细胞，病情发展慢，自然病程为数年。根据主要受累的细胞系列可将急性白血病分为急性髓细胞白血病（简称急粒白血病或急粒，AML）和急性淋巴细胞白血病（简称急淋白血病或急淋，ALL）。慢性白血病则分为慢性髓细胞白血病（简称慢粒白血病或慢粒，CML）、慢性淋巴细胞白血病（简称慢淋白血病或慢淋，CLL），极少见毛细胞白血病（HCL）、幼淋巴细胞白血病（PLL）等。我国白血病发病率与亚洲其他国家相近，低于欧美国家，约为2.76/10万。在恶性肿瘤死亡率中，白血病居第6位（男性）和第8位（女性），儿童及35岁以下成人中则居第1位。本节主要介绍急性白血病。

本病可归属于中医学"急劳""热劳""血证""瘟毒""虚劳""症积"等病证范畴。

一、病因

（一）西医病因

1. 生物因素

主要是病毒和免疫功能异常。成人T细胞白血病/淋巴瘤（ATL）是由人类

T淋巴细胞病毒Ⅰ型（human T lymphocytotrophic virus-Ⅰ，HTLV-Ⅰ）所致。病毒感染机体后，作为内源性病毒整合并潜伏在宿主细胞内，一旦在某些理化因素作用下，即被激活表达而诱发白血病；或作为外源性病毒由外界以横向方式传播感染，直接致病。部分免疫功能异常者，白血病危险度会增加。

2. 物理因素

包括X射线、γ射线等电离辐射。日本广岛及长崎受原子弹袭击后，幸存者中白血病发病率比未受照射的人群高数十倍。此外，过去对强直性脊柱炎用放射治疗，真性红细胞增多症用32磷治疗，其白血病发病率也较对照组高。研究表明，大面积和大剂量照射可使骨髓抑制和机体免疫力下降，DNA突变、断裂和重组，导致白血病的发生。

3. 化学因素

苯的致白血病作用已经肯定。多年接触苯以及含有苯的有机溶剂与白血病发生有关。早年制鞋工人（接触含苯胶水）的发病率高于正常人群3~20倍。抗肿瘤药中的烷化剂被公认有致白血病作用。乙双吗啉是乙亚胺的衍生物，具有极强的致染色体畸变和致白血病作用，与白血病的发生有明显关系。氯霉素、保泰松亦可能有致白血病作用。

4. 遗传因素

家族性白血病约占白血病的7‰。单卵孪生子，如果一人发生白血病，另一人的发病率达1/5，比双卵孪生子高12倍。Downs综合征（唐氏综合征）有21号染色体三体改变，其白血病发病率达50/10万，比正常人群高20倍。先天性再生障碍性贫血（Fanconi贫血）、Bloom综合征及先天性免疫球蛋白缺乏症等白血病发病率均较高，表明白血病与遗传因素有关。

5. 其他血液病

某些血液病最终可能发展为白血病，如骨髓增生异常综合征（MDS）、淋巴瘤、多发性骨髓瘤、阵发性睡眠性血红蛋白尿等。

一般来说，白血病发生至少有两个阶段：①各种原因所致的单个细胞原癌基因决定性的突变，导致克隆性的异常造血细胞生成；②进一步的遗传学改变可能涉及一个或多个癌基因的激活和抑癌基因的失活，从而导致白血病。通常理化因素先引起单个细胞突变，而后因机体遗传易感性和免疫力低下，病毒感染、染色体畸变等激活了癌基因，并使部分抑癌基因失活（如 p53 突变或失活）及凋亡，抑癌基因（如 bcl-2）过度表达，导致突变细胞凋亡受阻，恶性增殖。

（二）中医病因病机

中医对本病病因的认识包括热毒和正虚两方面，多因热毒久蕴、浊邪内结、正气虚衰而致精髓被扰、瘀血内阻而成。

1. 热毒久蕴，精髓被扰

热毒有外来和内生之分。外来邪毒多为时令温度之邪，如湿毒、火毒等。内生热毒一是因为脏腑功能失调，气血阴阳失衡，浊热内滞，郁久蕴毒。或母体罹患热病，热毒内着于胎，蕴蓄不散，深伏胎儿精血骨髓，消灼人体精血。热毒深伏体内，一旦热毒渐盛或正气被郁，便随之病发。热毒蕴结，损伤脏腑，攻注骨髓，精髓被扰，阴阳气血失调，因而致病。

2. 正气虚衰

禀赋不足、七情内伤、饮食劳倦、房劳过度，损伤人体正气，五脏虚损，正气衰弱，是白血病发病的内在因素。或因机体阴精不足，或因热毒蕴久，消灼阴液，阴虚火旺，扰乱精髓，生化失常；或脾胃受损，生化不足，气血亏虚，不胜邪扰，虚风贼邪伤肾损骨伤髓。

3. 浊邪内结，瘀血内阻

邪毒内蕴，与气血互结，导致气滞血瘀，或邪毒损伤脏腑，留饮成痰，痰瘀互结，渐成症积等证。

二、治疗

（一）治疗思路

近 20 年来急性白血病治疗取得显著进展，经过现代治疗，已有不少患者获得病情缓解以至长期存活。治疗措施包括以下几个方面：①化学治疗：抗白血病治疗的第一阶段是诱导缓解治疗，化学治疗是此阶段白血病治疗的主要方法，可使白血病缓解，延长患者生存时间。②采用有效的支持治疗，保证化疗的顺利进行，防止并发症。③造血干细胞移植（HSCT）：达到完全缓解后进入抗白血病治疗的第二阶段，即缓解后治疗，主要方法为化疗和造血干细胞移植。④中西医结合治疗：结合中医辨证论治规律，诱导期以化疗为主，中药为辅，可减少化疗的毒副作用，增强机体对化疗的耐受性，促进造血功能的恢复；延长生存期，提高患者的生活质量。中医治疗本病的原则为补其不足损其有余，即扶正祛邪，根据不同的时期和临床表现辨证论治。完全缓解或在造血干细胞移植后应以中药扶正培本为主，使化疗对机体的损伤得到恢复，增强机体的免疫功能，清除体内残留白血病细胞，提高白血病缓解率和无病生存率。

（二）西医治疗

1.一般治疗

（1）高白细胞血症紧急处理

当循环血液中白细胞 $> 200 \times 10^9/L$ 时，患者可产生白细胞淤滞症，表现为呼吸困难，呼吸窘迫，低氧血症，反应迟钝，言语不清，颅内出血等，可增加死亡率和髓外白血病的复发率，因此当白细胞 $> 100 \times 10^9/L$ 时，应立即使用血细胞分离机单采清除过高白细胞（M3 型不首选），同时予以化疗和水化，预防白血病细胞溶解诱发的并发症。

（2）防治感染

白血病患者常伴有粒细胞减少，特别在化疗、放疗期间出现的粒细胞缺乏持续相当长时间。严重感染是急性白血病主要的死亡原因，故防治感染尤为重要。

（3）成分输血支持

严重贫血可吸氧、输浓缩红细胞维持 Hb $> 80g/L$，白细胞淤滞时，不宜马上输红细胞以免进一步增加血黏度。如果因血小板计数过低而引起出血，最好输注单采血小板悬液。在输血时为防止异体免疫反应所致无效输注和发热反应，可以采用白细胞滤器去除成分血中的白细胞。

（4）防治高尿酸血症肾病

由于白血病细胞大量破坏，特别在化疗时更甚，血清和尿中尿酸浓度增高，积聚在肾小管，引起阻塞而发生高尿酸血症肾病。应鼓励患者多饮水并碱化尿液。高白细胞性白血病在化疗同时给予别嘌醇，每次 100mg，每日 3 次，以抑制尿酸合成。对少尿和无尿患者，应按急性肾衰竭处理。

（5）维持营养

白血病系严重消耗性疾病，特别是化、放疗的副作用引起患者消化道黏膜炎及功能紊乱。应注意补充营养，维持水、电解质平衡，给患者高蛋白、高热量、易消化食物，必要时经静脉补充营养。

2. 抗白血病治疗

（1）急性淋巴细胞白血病的治疗

随着支持治疗的加强、多药联合方案的应用、大剂量化疗和 HSCT 的推广，成人 ALL 的预后已有很大改善，完全缓解（CR）率可达到 80%～90%。ALL 治疗方案选择需要考虑年龄、ALL 亚型、治疗后的微小残留病灶检测（MRD）和耐药性、是否有干细胞供体及靶向治疗的药物等。

诱导缓解治疗：常用长春新碱（VCR）加泼尼松（P）组成的 VP 方案，儿童完全缓解率高达 80%～90%，成人的完全缓解率仅 50%，而且容易复发。因此成人急淋常需在 VP 方案上加蒽环类药物（如柔红霉素，DNR）组成 DVP 方案或加门冬酰胺酶（L-ASP）为 VLP 方案或四种药物同时应用的 DVLP 方案。

缓解后治疗：缓解后强化巩固、维持治疗和中枢神经系统白血病（CNSL）防治十分必要。如未行异基因 HSCT，ALL 巩固维持治疗一般需 3 年。定期检测 MRD 并根据亚型决定巩固和维持治疗强度和时间。门冬酰胺酶和大剂量甲氨蝶呤（HDMTX）已广为应用并明显改善了治疗结果。HDMTX 的主要副作用为黏膜炎、肝肾功能损害，故在治疗时需要充分水化、碱化和及时亚叶酸钙解救。大剂量蒽环类、依托泊苷和阿糖胞苷在巩固治疗中的作用，尤其是远期疗效仍待观察。对于 ALL，即使经过强烈诱导和巩固治疗，仍需维持治疗。巯嘌呤（6MP）和甲氨蝶呤联合是普遍采用的有效维持治疗方案。一般控制白细胞在 3×10^9/L 以下，以控制 MRD。为预防中枢神经系统白血病，鞘内注射甲氨蝶呤 10mg，每周 1 次，至少 6 次。

髓外白血病复发中，中枢神经系统白血病最为常见，以急淋白血病尤为突出。单纯髓外复发者多能同时检出骨髓 MRD。因此在进行髓外局部治疗的同时，需行全身化疗。对 CNSL 预防有颅脊椎照射和腰穿鞘注两种方法。颅脊椎照射疗效确切，但其不良反应如继发肿瘤、内分泌受损、认知障碍和神经毒性限制了应用。现在多采用早期强化全身治疗和鞘柱预防 CNSL 发生，以省略颅脊椎照射，将其作为 CNSL 发生时的挽救治疗。对于睾丸白血病患者，即使仅有单侧睾丸白血病也要进行双侧照射和全身化疗。

HSCT 对治愈成人 ALL 至关重要。异基因 HSCT 可使 40%～65% 的患者长期存活。主要适应证：①复发难治 ALL；② CR 二期 ALL；③ CR 一期高危 ALL：如染色体为 t（9；22）、t（4；11）、＋8 者；白细胞＞$30×10^9$/L 的前 B-ALL 和 $100×10^9$/L 的 T-ALL；获 CR 时间＞4～6 周，CR 后 MRD 偏高，在巩固维持期持续存在或仍不断增加。

（2）急性髓细胞白血病的治疗

近年来，由于强烈化疗、HSCT 及有力的支持治疗，60 岁以下 AML 患者的预后有很大改善，30%～50% 的患者可望长期生存。

诱导缓解治疗：目前常用标准的诱导缓解方案是 DA 方案，缓解率可达 85%。国内常用方案之一是 HOAP，平均缓解率约 60%。HOAP 方案中不用 VCR 及泼尼松即成 HA 方案，缓解率可接近 DA 方案。但总的缓解率不如急淋白血病，且诱导过程中一定要通过粒细胞极度缺乏时期后，才有可能进入缓解期。

我国血液病学者发现全反式维 A 酸可使 M3 白血病诱导缓解，其缓解率可达 85%。缓解后单用维 A 酸巩固强化治疗易复发，故宜与其他化疗联合治疗或交替维持治疗。此外，据报道，临床试用含砷中药（或砷制剂）对 M3 型诱导完全缓解率可达 65%～98%，对复发的患者也有很好的疗效，M3 有合并 DIC 倾向者要使用肝素治疗。

缓解后治疗：诱导 CR 是 AML 长期无病生存关键的第一步，但此后若停止治疗，则复发几乎不可避免。复发后不行 HSCT 则生存者甚少。AML 缓解后治疗的特点为：① AML 的 CNSL 发生率仅 2%，初诊高白细胞、伴髓外病变、M4/M5、t（8；21）或 inv（16）、CD＋7 或 CD＋56 者应在 CR 后做脑脊液检查并鞘内预防性用药。国内多数单位在 AML CR 后仍将 CNSL 预防列为常规，鞘内注药至少 1 次，但较 ALL 预防次数明显减少。② AML 比 ALL 治疗时间明显缩短，APL 用 ATRA 获得 CR 后采用化疗与 ATRA 或砷剂交替维持治疗 2～3 年较妥。

复发和难治 AML 的治疗：①大剂量阿糖胞苷（cytosine arabinoside）联合化疗：对年龄 55 岁以下，支持条件较好者，可选用。②新方案：如福达拉滨、Ara-C 和 G-CSF ± IDA（FLAG ± I）。③对于年龄偏大或继发性 AML，可采用预激化疗。④ HSCT：除 HLA 相合的 HSCT 外还包括 HLA 部分相合或半相合的移植。⑤免疫治疗：非清髓性干细胞移植（NST）、供体淋巴细胞输注（DLI）、抗 CD33 和 CD45 单抗也显示了一定的疗效。

（三）中医治疗

1. 辨证论治

（1）热毒炽盛证

症状：壮热，口渴多汗，烦躁，头痛面赤，身痛，口舌生疮，咽喉肿痛，面颊肿胀疼痛，或咳嗽，咯黄痰，皮肤、肛门疖肿，便秘尿赤，或见吐血、衄血、便血、尿血、斑疹，或神昏谵语，舌质红绛，苔黄，脉大。

治法：清热解毒，凉血止血。

方药：黄连解毒汤合清营汤加减。夹湿者可加茵陈、藿香、薏米仁以清利湿热；骨、关节疼痛，加五灵脂、乳香、没药、蒲黄以活血化瘀止痛；出血，加仙鹤草、柏叶、小蓟以凉血止血。另外在上方中常规加入白花蛇舌草、蒲公英等清热解毒之品，则效果更佳。

（2）痰热瘀阻证

症状：腹部症积，下颌、腋下、颈部有痰核，单个或成串，痰多，胸闷，头重，纳呆，发热，肢体困倦，心烦口苦，目眩，骨痛，胸部刺痛，口渴而不欲饮，舌质紫暗，或有瘀点、瘀斑，舌苔黄腻，脉滑数或沉细而涩。

治法：清热化痰，活血散结。

方药：温胆汤合桃红四物汤加减。可酌情加白花蛇舌草、山慈菇、夏枯草、胆南星、蒲黄等以清热化痰散结。若腹部症块坚硬，可选用鳖甲、穿山甲、昆布、海藻、三棱、莪术等化瘀软坚消症之品。

（3）阴虚火旺证

症状：皮肤瘀斑，鼻衄，齿衄，发热或五心烦热，口苦口干，盗汗，乏力，体倦，面色晦滞，舌质红，苔黄，脉细数。

治法：滋阴降火，凉血解毒。

方药：知柏地黄丸合二至丸加减。可酌情加青蒿、地骨皮、银柴胡以退虚热。若火毒较甚，加白花蛇舌草、半枝莲、蒲公英清热解毒；虚火灼络，迫血妄行，加石膏、知母、仙鹤草、小蓟以凉血止血。

2. 常用中药制剂

（1）六神丸

功效：清热解毒，化瘀止痛。适用于白血病热毒炽盛证。用法：成人每天

30～180 粒，分 2～3 次口服，小儿酌减，15～20 天为一疗程。

（2）犀黄丸

功效：解毒消痈，化痰散结，活血化瘀。适用于白血病痰热瘀阻证。用法：口服，每次 1 丸，每日 3 次，温水化服。

（3）贞芪扶正胶囊

功效：益气养阴补肾。适用于白血病气阴两虚证。用法：口服，每次 3 粒，每日 3 次。

三、预后

急性白血病未经特殊治疗者平均生存期仅 3 个月左右。经过现代治疗，大部分患者可长期缓解或长期存活。由于影响疗效的因素较多，获得缓解的机会不尽一致，影响预后的因素有：①患者年龄与性别：一般婴幼儿、儿童、中青年和成年人预后差；60 岁以上的老人预后更差；男性比女性预后差。②肝脾明显肿大或髓外白血病浸润明显者预后差。③对化疗反应差，骨髓白血病细胞减少缓慢者预后差。④继发性 AL、复发及有多药耐药者以及需较长时间化疗才能缓解者，预后均较差。

四、预防与调护

白血病病因及发病机理未明，预防措施应当是多方面的。首先应加强锻炼，增强体质；尽量减少各种病毒感染的机会；加强劳动防护，严格遵守有关操作规程，避免接触有害化学物品及遭受电离辐射；严禁滥用对骨髓有影响的药物。

第二节　缺铁性贫血

缺铁性贫血（iron deficiency anemia，IDA）是指缺铁所引起的小细胞低色素性贫血及相关的缺铁异常，是血红蛋白合成异常性贫血的一种。其特点是骨髓、肝、脾等器官组织中缺乏可染色性铁，血清铁浓度、转铁蛋白饱和度和血清铁蛋白降低。本病为贫血中最常见的类型，也是最常见的营养素缺乏症，至今仍是世界各国尤其是发展中国家普遍而严重的健康问题。据 WHO 调查报告，全世界有10%～30% 的人群有不同程度的缺铁。男性发病率约 10%，女性大于 20%。本病发生在各年龄段，尤以婴幼儿和妊娠期妇女多见。

缺铁性贫血与中医"血劳"相似，可归属于"萎黄""黄胖""虚劳"等范畴。

一、病因

（一）西医病因

任何原因使铁的损耗大于体内所能供给的量时，即可引起缺铁性贫血。

1. 损失过多

慢性失血是引起缺铁性贫血的主要原因。因体内总铁量的 2/3 存在于红细胞内，每毫升血含铁 0.5mg，故反复多次失血可显著消耗铁贮存量。常见于消化道出血（男性最常见），如消化性溃疡、消化道肿瘤、钩虫病、痔疮等；月经过多（如子宫肌瘤等，是女性缺铁最多见的原因）；还可见于阵发性睡眠性血红蛋白尿（PNH）、人工心脏瓣膜引起的机械性溶血等，均可因长期尿内失铁而致缺铁性贫血。

2. 摄入量不足

生长期婴幼儿、青少年和月经期、妊娠期或哺乳期妇女需铁量较大，一般食物中铁含量不能满足机体需要而缺铁；饮食中缺乏足够的铁或饮食结构不合理，导致铁吸收和利用减低，亦可发生缺铁。

3. 铁的吸收不良

游离铁主要在十二指肠及小肠上 1/4 段黏膜吸收，吸收不良可导致缺铁性贫血。如胃大部切除术及胃空肠吻合术后，由于食物迅速通过胃至空肠，不经过十二指肠，影响了正常铁的吸收；萎缩性胃炎因长期缺乏胃酸，导致铁的吸收不良；长期腹泻不但影响铁吸收，且随着大量肠上皮细胞脱落而失铁。

（二）中医病因病机

中医学认为，本病的形成多由饮食不洁、长期失血、劳倦过度、妊娠失养、久病虚损、虫积等引起脾胃虚弱，血少气衰所致。

1. 脾胃虚弱

偏食或长期饥饿，少食节食等导致脾胃虚弱，或长期慢性胃肠疾患，久治未愈，脾胃虚弱，影响水谷精微的吸收，化血无源，出现贫血。

2. 气血亏虚

呕血、便血、咯血、鼻衄治疗不及时，或崩漏，或产后失血，调护不当等慢性失血，气随血脱，气血两虚，发为贫血。

3. 脾肾亏虚

长期慢性疾病，劳倦过度，损及脾肾两脏，脾胃虚弱，无以化生精血。精血同源，肾精亏虚进而无以化生血液，久而发为血虚。

4. 虫积

各种寄生虫，如钩虫侵入人体，虫积日久，引起脾胃受损，同时又大量吸收人体精微，导致生化乏源，引起贫血。

缺铁性贫血病位在脾胃，与肝、肾相关。脾胃虚弱，运化失常，虫积及失血导致气血生化不足，是本病发生的基本病机。本病多属虚证，但也有虚实夹杂者。

二、治疗

（一）治疗思路

缺铁性贫血治疗原则是根除病因，补足贮铁。用西药铁剂治疗有肯定的疗效，但副作用较多，配合中药可减轻或消除铁剂的副作用；对于不能服用铁剂的患者，可肌注铁剂，中医可以健脾和胃、益气养血或温补脾肾为法，谨防劫阴耗液，酌加含铁较高的中药。

（二）西医治疗

1. 病因治疗

病因治疗相当重要，因为缺铁性贫血是一个综合征，不能只顾补铁治疗，而忽略其基础疾病的治疗。如：防治寄生虫病如驱除钩虫等；积极治疗慢性失血；积极治疗慢性胃肠疾病；改变偏食习惯；婴幼儿及时添加辅食；对生长期儿童、孕妇及哺乳期妇女宜给予含铁较多的食物。

2. 铁剂治疗

（1）口服铁剂

口服铁剂是治疗缺铁性贫血的主要方法。

①硫酸亚铁片。成人每次 0.3g，每日 3 次，饭后服用。疗效较好，安全，且

价格低廉，但有胃肠道副作用。

②多糖铁复合物。每次 150 ～ 300mg，每日 1 次。其效果与硫酸亚铁片相当，无胃肠道副作用。

③富马酸亚铁片。每次 0.2g，每日 3 次。含铁量较高，奏效较快。

口服铁剂要先从小剂量开始，渐达足量。进餐时或饭后吞服，可减少恶心、呕吐、上腹部不适等胃肠道不良反应。口服铁剂有效者 3 ～ 4 天后网织红细胞开始升高，1 周后血红蛋白开始上升，一般 2 个月可恢复正常。贫血纠正后仍需继续治疗 3 ～ 6 个月，以补充体内应有的贮存铁。

（2）注射铁剂

适用于口服铁剂消化道反应严重而不能耐受者、口服铁剂不能奏效者以及需要迅速纠正缺铁者。

①右旋糖酐铁。首次 25 ～ 50mg，如观察 1 小时后无不良反应，可给足量治疗，以后每日 50mg，深部肌肉注射。

②山梨醇枸橼酸铁。每日用量不超过 100mg，每日 1 次，直至总需量。

注射铁剂总量可按下列公式计算：铁注射剂量（mg）=[需达到的血红蛋白浓度－患者 Hb]（g/L）× 患者体重（kg）×0.33。

肌肉注射铁剂毒性反应较多，局部注射处皮肤可有铁污染而发黑，5% 病人有全身反应，严重者可有过敏性休克。近年来蔗糖铁注射液和葡萄糖酸铁注射液用于临床，稳定性好，过敏反应少。

（三）辅助治疗

1. 输血或输入红细胞

缺铁性贫血一般不需输血，仅适用于严重病例，血红蛋白在 60g/L 以下，症状明显者。

2. 饮食调理

适当补充高蛋白及含铁丰富的饮食，促进康复。

（四）中医治疗

1. 辨证论治

（1）脾胃虚弱证

症状：面色萎黄，口唇色淡，爪甲无泽，神疲乏力，食少便溏，恶心呕吐，舌质淡，苔薄腻，脉细弱。

治法：健脾和胃，益气养血。

方药：香砂六君子汤合当归补血汤加减。

（2）气血两虚证

症状：面色苍白，倦怠乏力，头晕目眩，心悸失眠，少气懒言，食欲减退，毛发干脱，爪甲裂脆，舌淡胖，苔薄，脉濡细。

治法：益气补血，养心安神。

方药：八珍汤加减。

（3）脾肾阳虚证

症状：面色苍白，形寒肢冷，腰膝酸软，神倦耳鸣，唇甲淡白，或周身浮肿，甚则腹水，大便溏薄，小便清长，男子阳痿，女子经闭，舌质淡或有齿痕，脉沉细。

治法：温补脾肾。

方药：八珍汤合无比山药丸加减。

（4）虫积证

症状：面色萎黄少华，腹胀，善食易饥，恶心呕吐，或有便溏，嗜食生米、泥土、茶叶等，神疲肢软，气短头晕，舌质淡，苔白，脉虚弱。

治法：杀虫消积，补益气血。

方药：化虫丸合八珍汤加减。

2.常用中药制剂

归脾丸。功效：益气健脾，养血安神。适用于心脾两虚、气血虚弱型缺铁性贫血。用法：每次 6～9g，每日 2 次，口服。

三、预后

缺铁性贫血的预后，取决于原发病因，病因消除后服用铁剂，预后一般良好。

四、预防与调护

第一，预防：防治寄生虫病，特别是钩虫病；孕妇、哺乳期妇女要额外补给适量的铁；及早根治各种慢性出血性疾病。

第二，调护：改变不良饮食习惯，不挑食，不偏食；注意饮食补益，进食富含营养而又易于消化的食物和含铁量高的食物，以保证气血化生。

第三节　再生障碍性贫血

再生障碍性贫血（aplastic anemia，AA）简称再障，是由多种病因引起的骨髓造血功能衰竭，出现以全血细胞减少为主要表现的一组综合征。临床表现为较严重的贫血、感染和出血。我国年发病率为 0.74/10 万人，各年龄组均可发病，以青壮年和老年人多见，男女发病率无明显差别。根据病情、临床表现、血象及骨髓象等，分为非重型和重型两型。

从病因上再障分为先天性和获得性两种。先天性再障是常染色体遗传性疾病，最常见的是范科尼（Fanconi）贫血，伴有先天性畸形。获得性再障约半数以上原因不明，称为原发性再障；能查明原因者称为继发性再障。

再障与中医的"髓劳"相似，可归属于"虚劳""血虚""血证"等范畴。

一、病因

（一）西医病因

本病发病原因不明，可能与以下因素有关。

1. 病毒感染

肝炎病毒与再障有肯定的关系，称为病毒性肝炎相关性再障。另外人类微小病毒 B19 和 EB 病毒也有报道与再障有关。

2. 药物与化学毒物

氯霉素、磺胺类、解热镇痛药如保泰松和氨基比林、有机砷等，与剂量无关且难以逆转；各种抗肿瘤药物与剂量有关且停药后可逆转。其中氯霉素是最常见的引起再障的药物，化学毒物则以苯及其衍生物最常见。有报道认为杀虫剂、农药、染发剂也与再障有关。

3. 电离辐射

X 线、γ 线或中子可穿过或进入细胞，直接损害造血干细胞和骨髓微环境。长期超允许量放射线照射（如放射源事故）可致再障。

4. 免疫因素

胸腺瘤、系统性红斑狼疮、类风湿性关节炎和嗜酸性筋膜炎等风湿免疫性疾病可继发再障，患者血清中可找到抑制造血干细胞的抗体。

5. 其他因素

阵发性睡眠性血红蛋白尿（PNH）和再障关系密切，PNH伴再障或再障伴PNH都可称再障—阵发性睡眠性血红蛋白尿综合征。此外，妊娠期可发生再障，再障也可继发于慢性肾衰竭、严重甲状腺或腺垂体功能减退症。

（二）发病机制

1. 造血干细胞减少或有缺陷

大量实验研究证实造血干细胞缺乏或有缺陷是再障的重要发病机制。至少有一半的再障系造血干细胞缺乏所致。

骨髓内存在造血干细胞，称为多能干细胞（CFU-S），既能自我复制，又能分化为多能祖细胞及淋巴系祖细胞。多能祖细胞又能分化为：①粒—巨噬（单）祖细胞（CFU-GM、CFU-C），在集落刺激因子（CSF）的作用下，可分化为原粒和原单核细胞；②红系祖细胞（较不成熟者为BFU-E、较成熟者为CFU-E），以后再分化为原红细胞，此过程都需要促红细胞生成素刺激；③巨核系祖细胞（CFU-MEG或CFU-MK），在血小板生成素作用下，可分化为血小板。再障患者骨髓增生低下，造血干细胞缺乏，导致红细胞、粒细胞、血小板减少。人类骨髓细胞体外培养发现大多数再障病人骨髓中CFU-C、BFU-E及CFU-E均减少，说明再障与造血干细胞缺乏有关。

再障患者CD34$^+$细胞较正常人明显减少，减少程度与病情相关，其中具有自我更新及长期培养启动能力的"类原始细胞"明显减少。

2. 骨髓造血微环境缺陷

造血微环境包括造血组织中支持造血的结构成分及影响造血的调节因素。骨髓微环境由骨髓中基质细胞、神经、血管等组成，其功能是向造血组织输送营养物质，排出代谢产物，以利于造血干细胞的更新。造血微环境为造血细胞的增殖分化提供适当的条件，若骨髓中无良好的造血微环境，造血干细胞就无法生存。再障患者存在骨髓"脂肪化"、静脉窦壁水肿、出血、毛细血管坏死。部分患者

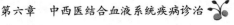

骨髓基质细胞体外培养生长差，分泌各类造血调控因子异于常人。

3.免疫机制异常

重型再障中 40%～50% 由免疫异常引起，与免疫有关的细胞主要是 T 淋巴细胞等。体外骨髓培养证实部分再障病人的骨髓中能分离出 T 淋巴细胞，其导致抑制因子分泌增强，从而抑制骨髓造血。部分再障患者的 T 淋巴细胞可抑制正常造血干细胞的生长，因此骨髓移植虽未获成功，但应用大量免疫抑制剂后，自身造血功能却获得恢复。继发于系统性红斑狼疮和类风湿关节炎的再障患者，血清中存在抗自身造血干细胞抗体。凡此都说明部分再障的发病机制存在有抑制性 T 淋巴细胞的作用。近年来有学者主张再障主要发病机制是免疫异常。T 淋巴细胞功能异常，细胞毒性 T 淋巴细胞直接杀伤和淋巴因子介导造血干细胞过度凋亡，从而出现骨髓衰竭。

（三）中医病因病机

中医认为本病的发生主要因先天不足、七情妄动、外感六淫、饮食不洁、邪毒外侵，或大病久病之后，伤及脏腑气血，元气亏损，精血虚少，气血生化不足而致。

1.肾脏亏虚

多因先天禀赋薄弱，如《订补明医指掌》曰："小儿之劳，得于母胎。"《虚劳心传》说："有童子患此病，则由于先天禀赋不足，肾精亏虚，精血不足。"或因七情妄动，伤及五脏，五脏受损，阴精气血亏损，气血生化乏源。或因外感六淫，邪毒入内，伤及肾脏，发为本病。肾脏亏虚可分为肾阴虚、肾阳虚及肾阴阳两虚等证。

2.肾虚血瘀

肾虚则精血不生，血少则气衰，气血亏虚进而血行不畅，瘀血内生；或因大病久病，失于调养，久虚不复，气血不畅，瘀血阻滞，新血不生，发为本病。

3.气血两虚

多因饮食不洁，或久病大病，失于调养，伤及脾胃，脾胃虚弱，气血生化无源；或七情妄动，伤及五脏，脏腑受损，阴精气血亏虚而致本病。

4. 热毒壅盛

多因外感六淫，邪毒入里化热，或感受热邪，热毒入血伤髓，而发为髓劳。

总之，本病多为虚证，也可见虚中夹实。阴阳虚损为本病的基本病机，病变部位在骨髓，发病脏腑为心、肝、脾、肾，肾为根本。《黄帝内经》曰："精气内夺则积虚成损，积损成劳。"说明髓劳是由于精气内夺而引起。而《类证治裁》曰："凡虚损多起于脾肾。"强调脾肾两脏为虚损之关键。虚劳损及于肾，必影响多脏腑阴阳，涉及肝之阴血、脾之阳气，而致肝肾阴虚或脾肾阳虚。

二、治疗

（一）治疗思路

在障治疗难度较大，轻者可以先用中医药治疗，疗效不明显时再加西医治疗。西医治疗主要是促进骨髓造血功能的恢复，对重型再障，应尽早使用免疫抑制剂及造血干细胞移植等，非重型再障以雄激素治疗为主，辅以免疫抑制剂及改善骨髓造血微环境药物。中医药治疗非重型再障以滋肾阴、温肾阳或阴阳双补为主，兼顾健脾、活血化瘀；重型再障多以清热凉血解毒法施治。同时要加强支持疗法，感染应使用敏感抗生素；贫血及出血明显者应予成分输血。提倡中西医结合治疗以提高疗效，缩短病程，减少西药不良反应。

（二）西医治疗

1. 一般治疗

防止患者与任何对骨髓造血有毒性的物质接触；禁用对骨髓有抑制作用的药物；注意休息，避免过劳；防止交叉感染，注意皮肤及口腔卫生。

2. 支持疗法

（1）控制感染

加强护理，尽可能减少感染的机会，对于白细胞低的病人应注意室内消毒，甚至保护隔离。对于再障病人感染，处理的基本原则是及早应用强有力的抗生素治疗，并尽可能查明致病微生物。

（2）止血

出血者一般可用酚磺乙胺、氨甲苯酸、维生素 K 等，对非胃肠道出血者可适当用糖皮质激素。严重出血尤其内脏出血者，可输入浓集血小板或新鲜全血，是控制出血的最有效办法。

（3）输血

严重贫血血红蛋白＜60g/L患者，可输入浓集红细胞，尽量少用全血，避免滥用或多次输血。

3.刺激骨髓造血功能的药物

（1）雄激素

为治疗非重型再障的首选药物。其作用机理是刺激肾脏产生更多的促红细胞生成素（EPO），并加强造血干细胞对EPO的反应性，刺激巨噬细胞产生粒—巨噬细胞集落刺激因子，促使造血干细胞的增殖和分化。因此，雄激素必须在有一定量残存的造血干细胞基础上，才能发挥作用，急性重型再障常无效，非重型再障有一定的疗效。常用药物有：①丙酸睾酮：每次50～100mg，每日1次，肌注；②司坦唑醇：每次2～4mg，每日3次，口服。这类药物起效慢，用药剂量要大，至少连续用药3～6个月，才能判断疗效。药物副作用有：男性化，表现为痤疮、毛发增多、声音变粗、女性闭经、儿童骨骼成熟加速等，易出现肝功能损害。

（2）造血生长因子

特别适用于重型再生障碍性贫血（SAA），一般在免疫抑制后使用，维持3个月以上。重组粒—单核细胞集落刺激因子（colony-stimulating factor）及重组粒细胞集落刺激因子(granulocyte colony-stimulating growth factor)可使白细胞迅速上升，剂量为每日5μg/kg；促红细胞生成素（EPO）、巨核细胞集落刺激因子（TPO）及白介素-3（IL-3）等治疗再障均有一定疗效。

4.免疫抑制剂

免疫抑制剂主要用于重型再障，适用于年龄大于40岁或无合适供髓者。

（1）抗胸腺球蛋白（ATG）和抗淋巴细胞球蛋白（ALG）

ATG和ALG分别是用人胸腺细胞和人胸导管淋巴细胞免疫兔、马、猪等获得的一种抗血清，主要为IgG，用前先做皮试。马ATG或ALG每次15mg/kg加氢化可的松100mg，溶于0.9%氯化钠注射液或5%葡萄糖注射液500mL中缓慢静滴，每日1次，连用5天为一疗程，间隔2～3周后可重复应用。

（2）环孢素A（CsA）

CsA每日3～5mg/kg，分2次口服，出现疗效后多数病人需减量维持，一般

2年以上。副作用有肝毒性作用，如转氨酶升高；肾毒性作用，血清肌酐增高；高血压；神经系统症状如震颤、感觉异常、癫痫发作。

5.造血干细胞移植（HSCT）

HSCT是治疗造血干细胞缺陷引起重型再障的最佳方法，且能达到根治的目的。造血干细胞移植应严格选择适应证。对40岁以下、无感染及其他并发症、有合适供体的SAA患者可考虑。

（三）中医治疗

1.辨证论治

（1）肾阴虚证

症状：面色苍白，唇甲色淡，心悸乏力，颧红盗汗，手足心热，口渴思饮，腰膝酸软，出血明显，便结，舌质淡，舌苔薄，或舌红少苔，脉细数。

治法：滋阴补肾，益气养血。

方药：左归丸和当归补血汤加减。

（2）肾阳虚证

症状：形寒肢冷，气短懒言，面色苍白，唇甲色淡，大便稀溏，面浮肢肿，出血不明显，舌体胖嫩，舌质淡，苔薄白，脉细无力。

治法：补肾助阳，益气养血。

方药：右归丸和当归补血汤加减。

（3）肾阴阳两虚证

症状：面色苍白，倦怠乏力，头晕心悸，手足心热，腰膝酸软，畏寒肢冷，齿鼻衄血或紫斑，舌质淡，苔白，脉细无力。

治法：滋阴助阳，益气补血。

方药：左归丸、右归丸和当归补血汤加减。

（4）肾虚血瘀证

症状：心悸气短，周身乏力，面色晦暗，头晕耳鸣，腰膝酸软，皮肤紫斑，肌肤甲错，胁痛，出血不明显，舌质紫暗，有瘀点或瘀斑，脉细或涩。

治法：补肾活血。

方药：六味地黄丸或金匮肾气丸和桃红四物汤加减。

（5）气血两虚证

症状：面白无华，唇淡，头晕心悸，气短乏力，动则加剧，舌淡，苔薄白，脉细弱。

治法：补益气血。

方药：八珍汤加减。

（6）热毒壅盛证

症状：壮热，口渴，咽痛，鼻衄，齿衄，皮下紫癜，瘀斑，心悸，舌红而干，苔黄，脉红数。

治法：清热凉血，解毒养阴。

方药：清瘟败毒饮加减。壮热不退，心烦神昏者，灌服安宫牛黄丸，以清热开窍，豁痰解毒。

2. 常用中药制剂

（1）六味地黄丸

功效：滋阴补肾。适用于肾阴虚为主的再障。用法：每次 6～9g，每日 2 次，口服。

（2）金匮肾气丸

功效：补肾助阳。适用于肾阳虚为主的再障。用法：每次 6～9g，每日 2 次，口服。

（3）益肾生血片

功效：补肾生髓，益气生血。适用于再障肾阴虚兼气血两虚者。用法：每次 4g，每日 3 次，口服。

（4）再障生血片

功效：滋阴补肾，补气生血。适用于再障气血两虚，虚劳失血诸证。用法：每次 5 片，每日 3 次，口服。

三、预后

非重型再障感染、出血症状不严重，经治疗可使大部分患者缓解，有效率 80%，预后良好；但若治疗不及时，可迁延不愈，甚至可转为重型再障，约 1/3 患者病情恶化或死亡。重型再障常伴内脏出血、严重感染，病情进展快，预后不良，1/3～1/2 患者于数月至 1 年内死亡；但如骨髓移植成功则有望痊愈。再障患者的死因主要为感染及出血，尤其是颅内出血。

四、预防与调护

（一）预防

第一，对能影响造血系统的药物，要严格掌握适应证，尽量避免使用。必须使用这类药物时，要严密监测血象变化，及早发现问题。

第二，要加强防护措施，避免接触对造血系统有害的化学物质和放射性物品，相关人员要严格掌握操作规程，定期做健康检查。

第三，加强宣教，提高人群的自我保护意识，避免滥用家用化学溶剂、染发剂；保护环境，防止有害物质污染环境。

（二）调护

注意饮食卫生，饮食宜清淡，勿食辛辣食品；加强饮食营养，进食易消化、高蛋白、高维生素、低脂饮食。加强体育锻炼，增强机体抵抗力。防止感染，重型再障有条件者可住层流室或隔离病房。

第七章　中西医结合内分泌系统疾病诊治

第一节　库欣综合征

库欣综合征（Cushing syndrome，Cushing 综合征），由多种病因引起肾上腺分泌过多糖皮质激素（主要为皮质醇）所致。主要临床表现为满月脸、多血质外貌、向心性肥胖、痤疮、紫纹、高血压、继发性糖尿病和骨质疏松等。

本病可归属于中医学"痰湿""眩晕""心悸"等范畴。

一、病因

（一）西医病因

库欣综合征的病因可分为促肾上腺皮质激素（ACTH）依赖性和非 ACTH 依赖性两类。ACTH 依赖性是指下丘脑—垂体病变（包括肿瘤）或垂体以外某些肿瘤组织分泌过量 ACTH 和（或）促 ACTH 释放激素（CRH），使双侧肾上腺皮质增生并分泌过量皮质醇，皮质醇的分泌过多是继发的。非 ACTH 依赖性是指肾上腺皮质肿瘤或增生，自主分泌过量皮质醇。

1. 依赖垂体 ACTH 的库欣病

约占库欣综合征的 70%，多见于成人，青少年、儿童少见，女性多于男性。垂体病变中最多见者为 ACTH 微腺瘤（直径＜10mm），约占库欣病的 80%，大部分病例切除微腺瘤后可治愈；ACTH 微腺瘤并非完全自主性，仍可被大剂量外源性糖皮质激素抑制，也可受 CRH（促 ACTH 释放激素）兴奋。约 10% 患者为 ACTH 大腺瘤，伴肿瘤占位表现，可有鞍外伸展。少数为恶性肿瘤，伴远处转移。少数患者垂体无腺瘤，而呈 ACTH 细胞增生，原因尚不清楚，可能由于下丘脑或更高级神经中枢的病变或功能障碍致促肾上腺皮质激素释放激素分泌过多，刺激垂体 ACTH 细胞增生，ACTH 分泌增多。导致双侧肾上腺皮质呈弥漫性增生，主要是束状带细胞肥大增生，有时也可见网状带细胞增生，部分患者呈结节性增生。

2. 异位 ACTH 综合征

垂体以外的许多肿瘤组织（大部分为恶性肿瘤）可分泌大量有生物活性的 ACTH，使肾上腺皮质增生，分泌过多皮质类固醇。临床上分为两型：①缓慢发展型：肿瘤恶性度较低如类癌，病史可数年，临床表现及实验室检查类似库欣病；②迅速进展型：肿瘤恶性度高、发展快，临床不出现典型库欣综合征表现，血 ACTH，血尿皮质醇升高明显。

3. 肾上腺皮质肿瘤

肿瘤有良性与恶性两种，其中肾上腺皮质腺瘤约占库欣综合征的 15%～20%，腺癌约占库欣综合征的 5%。这些肿瘤自主分泌过量皮质醇，反馈抑制下丘脑—垂体，使血浆 CRH、ACTH 水平降低，故肿瘤以外同侧肾上腺及对侧肾上腺皮质萎缩。腺瘤一般多为单个，偶为双侧或多个，圆形或椭圆形，多数直径为 3～4cm，重 10～40g，有完整包膜，切面呈黄色或黄褐色，可有分叶。腺瘤体积小，生长较慢，不引起局部浸润或压迫症状。大多数腺癌的体积较大，直径常超过 6cm，重量多超过 100g，压迫周围组织，呈浸润性生长，晚期可转移至肺、肝、淋巴结和骨等处。

4. 不依赖 ACTH 的双侧小结节性增生

此病又称 Meador 综合征或原发性色素性结节性肾上腺病，是库欣综合征的罕见类型之一。此病患者双侧肾上腺体积正常或轻度增大，结节大小不等，多为棕色或黑色，由大细胞构成。一部分患者的临床表现同一般库欣综合征；另一部分呈家族显性遗传，称为 Carney 综合征，常伴面、颈、躯干皮肤及口唇、结膜、巩膜着色斑及蓝痣，还可伴皮肤、乳房、心房黏液瘤、睾丸肿瘤、垂体生长激素瘤等。血浆中 ACTH 很低，甚至测不出，大剂量地塞米松不能抑制。

5. 不依赖 ACTH 的肾上腺大结节性增生

双侧肾上腺增大，含有多个良性结节，直径在 5mm 以上，一般为非色素性。垂体的影像学检查常无异常发现。其病因现已知与 ACTH 以外的激素、神经递质的受体在肾上腺皮质细胞上异位表达有关。肾上腺 CT 或 MRI 示双侧增生伴结节。

（二）中医病因

本病的病因是情志不遂、饮食不节、劳倦体虚、久病阴阳两虚等。

1. 湿热内盛

情志失调，恼怒伤肝，肝失调达，郁而化火，加之肝木侮土，脾虚湿停，湿与火热之邪相夹；或劳倦伤脾，脾虚湿停，湿郁化热，湿热内盛；或饮食肥甘厚味、辛辣炙煿，酿生湿热；或外感六淫，湿热合邪，皆可发为本病。

2. 阴虚火热

素体阴虚，虚火内生，或久病湿热，耗气伤阴，阴虚阳亢，发为本病。

3. 久病肾虚

久病湿热，进而化火伤阴，最终阴损及阳，阴阳两虚，发为本病。亦有素体阴血不足者。

二、治疗

（一）治疗思路

治疗目的是去除病因，治疗原发病，提高患者的生活质量。西医治疗主要有手术、放射和药物治疗，对不同的类型其疗效相差很大。中医辨证论治，对改善患者的症状或体征通常有较好的疗效。但本病病因复杂，病程较长，单纯的中、西医治疗常难以获得理想的疗效，宜中西医有机结合，综合治疗，以提高疗效。在病因病理未明确时，各种治疗不可盲目使用，对病情严重的患者应首先采取措施改善其症状。

（二）西医治疗

1. 依赖垂体 ACTH 的库欣病

（1）经蝶窦切除垂体微腺瘤为目前治疗本病的首选疗法。该法治愈率高，手术创伤小，并发症较少，少数患者手术后可复发。手术时应在显微镜和电视监视下选择性切除微腺瘤，尽可能保留垂体的分泌功能，术后可发生一过性垂体—肾上腺皮质功能不足，需补充糖皮质激素，直至其功能恢复正常。

（2）若为垂体大腺瘤，应做开颅手术治疗，尽可能切除肿瘤。常不能完全切除，术后需常规辅以放射治疗，以免复发。

（3）如不能手术切除垂体腺瘤，或某种原因不能做垂体手术，病情严重者，宜做一侧肾上腺全切，另一侧肾上腺大部或全部切除术，术后做激素替代治疗。

为防止复发及发生 Nelson 综合征（表现为皮肤黏膜色素加深，血浆 ACTH 明显升高，并可出现垂体瘤或原有垂体瘤增大），术后应做垂体放疗。

（4）影响神经递质的药物可用于辅助治疗，对于催乳素升高者，可试用溴隐停治疗。此外，还可用血清素拮抗药赛庚啶、γ－氨基丁酸促效剂丙戊酸钠治疗本病以及 Nelson 综合征，可取得一些效果。

（5）如上述治疗不能获得满意疗效，可用阻滞肾上腺皮质激素合成的药物，必要时做双侧肾上腺切除术，但术后需行终生激素替代治疗。

2. 肾上腺肿瘤

无论腺瘤或腺癌，均应尽早手术切除肿瘤。若是腺瘤，手术切除可获根治。

（1）肾上腺腺瘤

尽可能切除肿瘤，保留肿瘤以外的肾上腺组织。腺瘤大多为单侧性，术后需较长期激素替代治疗。在肾上腺功能逐渐恢复时，替代剂量也随之递减，大多数患者于 6 个月至 1 年内可逐渐停用替代治疗。

（2）肾上腺腺癌

应尽可能早期做手术治疗。未能根治或已有转移者用药物治疗，减少肾上腺皮质激素的产生量。

3. 不依赖 ACTH 小结节性或大结节性双侧肾上腺增生

做双侧肾上腺切除术，术后做激素替代治疗。

4. 异位 ACTH 综合征

明确 ACTH 起源，以治疗原发恶性肿瘤为主，视具体病情做手术、放疗和化疗。如能根治，库欣综合征可以缓解；如不能根治，则需要用肾上腺皮质激素合成阻滞药。

5. 阻滞肾上腺皮质激素合成的药物

有以下数种：①米托坦（O，P′－DDD）：可使肾上腺皮质束状带及网状带萎缩、出血、细胞坏死，但不影响球状带。主要用于肾上腺癌。开始每天 2～6g，分 3～4 次口服，在治疗 1 个月后，大部分患者的尿 17－羟皮质类固醇、尿皮质醇排量下降。如疗效不明显，可增至每日 8～10g，继续服用 4～6 周，直到临床缓解或达到最大耐受量，以后再减少至无明显不良反应的维持量。用药期间可适当补充糖皮质激素，以免发生肾上腺皮质功能不足。主要不良反应有胃肠道不适、嗜睡、眩晕、头痛、乏力等。②美替拉酮（SU4885，metyrapone）：对皮质醇合成的酶有抑制作用，从而减少皮质醇的生物合成。每日 2 ~ 6g，分 3 ~ 4 次口服。不良反应较少，仅轻度头痛、头昏，可有食欲减退、恶心、呕吐等。观察疗效需以血皮质醇为指标，尿 17–羟皮质类固醇无意义。③氨鲁米特（aminoglutethimide）：能抑制胆固醇转变为孕烯醇酮，使皮质激素合成减少，对肾上腺腺癌不能根治的病例有一定疗效。每日用量为 0.75 ~ 1.0g，分次口服。④酮康唑（ketoconazole）：可使皮质类固醇产生量减少。开始时每日 1 ~ 1.2g，维持量每日 0.6 ~ 0.8g。不良反应有食欲减退、恶心、呕吐、发热、肝功能损害等，治疗过程中需定期观察肝功能。

6. 库欣综合征患者进行垂体或肾上腺手术前后的处理

因患者原来血浆皮质醇的水平甚高，一旦切除垂体或肾上腺病变，皮质醇分泌量锐减，有发生急性肾上腺皮质功能不全的危险，故手术前后需要妥善处理。于麻醉前静脉滴注氢化可的松 100mg，以后每 6 小时 1 次，每次 100mg，次日起剂量渐减，5 ~ 7 天可视病情改为口服生理维持剂量。剂量和疗程应根据疾病的病因、手术后临床状况及肾上腺皮质功能检查而定。

（三）中医治疗

1. 辨证论治

（1）肝火上炎证

症状：面红目赤，眩晕耳鸣，心烦易怒，口干口苦，女性月经失调，白带量多色黄，外阴瘙痒，舌质红，苔黄，脉弦滑有力。

治法：清肝泻火。

方药：龙胆泻肝汤加减。

（2）中焦湿热证

症状：恶心呕吐，胸闷腹胀，口淡或口甜，脘腹嘈杂，倦怠嗜卧，头重如裹，舌质红，苔黄腻或厚腻，脉濡数。

治法：化湿清热，燥湿健脾。

方药：藿朴夏苓汤加减。若中焦湿热从阳化燥，身热不扬，汗出而热不减，大便干结者，可改用大承气汤加味。

（3）肝肾阴虚证

症状：满月脸，颜面潮红，口苦咽干，夜间尤甚，五心烦热，眩晕耳鸣，腰膝酸软，月经量少色红，或闭经，舌质红，苔少而干，脉细数或弦细。

治法：补肝益肾，滋阴清热。

方药：滋水清肝饮加减。

（4）脾肾阳虚证

症状：神疲乏力，动则气促，口干不欲饮，耳鸣耳聋，腰膝酸软，畏寒肢冷，女子经闭不孕，男子阳痿遗精，舌胖嫩，苔薄，脉沉细弱。

治法：温补脾肾。

方药：右归丸加减。

2. 常用中药制剂

（1）杞菊地黄丸

功效：滋肾养肝。用于眩晕耳鸣，视物昏花等症。用法：口服，每日2次，每次6～9g。

（2）金匮肾气丸

功效：温补肾阳。用于肾虚水肿，腰膝酸软，小便不利，畏寒肢冷等症。用法：口服，每日2次，每次4～5g。

三、预后

本病的预后取决于病变类型以及治疗是否及时、治疗方法是否得当等。病程较短者经有效治疗，病情有望在数月后逐渐好转；如病程已久，肾的血管已有不可逆性损害者，则血压不易下降到正常范围。恶性肿瘤的疗效取决于是否早期发现及能否完全切除。腺瘤如早期切除，预后良好。

四、预防与调护

在日常生活和工作中注意生活规律，起居有度，劳逸结合，保持心情舒畅。本病部分患者有复发倾向，中断治疗后，应密切观察；部分患者需长期或终生皮质激素替代治疗，需严格掌握剂量，避免替代不足或出现严重的副作用。加强锻炼，增强体质，预防感冒。

第二节　尿崩症

尿崩症（diabetes insipidus）是指精氨酸加压素（arginine vasoperssin，AVP）[又称抗利尿激素（antidiuretic hormone，ADH）] 严重缺乏或部分缺乏（称中枢性尿崩症），或肾脏对 AVP 不敏感（称肾性尿崩症），致肾小管重吸收水的功能障碍，从而引起多尿、烦渴、多饮与低比重尿和低渗尿为特征的一组综合征。尿崩症可发生于任何年龄，但以青少年多见，男女之比约为 2：1。本节主要介绍中枢性尿崩症。

本病可归属于中医学"消渴"范畴。

一、病因

（一）西医病因

中枢性尿崩症是由于多种原因影响了 AVP 的合成、转运、储存及释放所致。按病因可分为继发性、特发性尿崩症。

1. 继发性

多为下丘脑神经垂体及附近部位的病变引起。如分泌抗利尿激素的神经元遭破坏，输送抗利尿激素的通道垂体柄受损，储存抗利尿激素的垂体后叶受破坏，都可引起尿崩症。约50%患者为下丘脑神经垂体及附近部位的肿瘤，如颅咽管瘤、松果体瘤、第三脑室肿瘤、转移性肿瘤、白斑病等所引起。10%由头部创伤所致（严重脑外伤、垂体下丘脑部位的手术）。少数由脑部感染性疾病（脑膜炎、结核、梅毒）、Langerhans 组织细胞增生症或其他肉芽肿病变、血管病变等引起。少数患者有家族史，遗传方式可为 X 连锁隐性遗传、常染色体显性或隐性遗传。本症可能因为渗透压感受器缺陷所致。任何破坏下丘脑正中隆突（漏斗部）以上部位的病变，常可引起永久性尿崩症；若病变在正中隆突以下的垂体柄至神经垂体，可引起暂时性尿崩症。

2. 特发性

约占30%，在临床上无明显病因可寻，少数有家族史。此型患者的下丘脑视上核与室旁核神经细胞明显减少或几乎消失。近年有报告患者血中存在下丘脑室旁核神经核团抗体，即针对 AVP 合成细胞的自身抗体。

（二）中医病因

本病病因多与素体阴虚、妊娠孕产、邪热外侵、情志不舒、饮食不节、跌仆损伤等诸因素有关。

1. 肺胃热盛

素体阴虚或热邪外袭，以致火热内扰，伤及肺胃，肺主气，为水之上源，敷布津液，燥热伤肺，不能敷布津液而直趋于下。胃为水谷之海，主腐熟水谷，燥热伤胃，一则不能游溢精气，转输水谷精微，二则水液不能敷布上承，降而无升。

2. 阴虚燥热

素体阴虚，或情志失调，或饮食偏嗜，过食肥甘厚味，致燥热内生，火热灼伤阴津，阴液亏耗，水津不能敷布，故烦渴饮水自救。

3. 气阴两虚

情志失调，或饮食偏嗜，或跌仆损伤而致精气耗损；病程迁延，日久伤气耗精，热灼伤阴，阴液亏损，水失敷布。

4. 脾肾阳虚

先天禀赋不足，肾精不充，肾失濡养，阳虚则津液不补；或情志不遂，肝气郁结，横逆乘脾，水失健运，敷布失衡，阴液耗损，阴损及阳；若颅脑损伤，致使元神受损，肾气受戕，则进一步阻遏气机，而成脾肾阳虚，水失敷布之情形。

5. 阴阳两虚

病至晚期，阴损及阳，脾肾阳气衰微，而致阴阳两虚之候。

二、治疗

（一）治疗思路

轻度尿崩症患者，只需及时饮水。尿量超过 4000mL／天的患者，都应接受积极的药物治疗。目前西医以病因治疗和替代治疗为主，中医以辨证论治为前提，注重固涩缩尿药如桑螵蛸、山茱萸、芡实、金樱子等常用药的应用，能有效控制症状，又能减轻许多西药的副作用，且停药后尿量稳定。

（二）西医治疗

完全性尿崩症以激素替代治疗为主，部分性尿崩症以药物治疗为主，继发性尿崩症应尽量针对病因治疗。

1. 激素替代疗法

（1）去氨加压素

1-脱氨-8右旋精氨酸加压素（DDAVP）目前为治疗该病的首选药。鼻吸入剂：成人每次 10～20μg，每日 1～2 次；口服片剂：每次 0.1～0.4mg，每日 2～3 次；肌注制剂：每次 1～4μg，每日 1～2 次。剂量应个体化，严防水中毒的发生。

（2）鞣酸加压素注射液

5U/mL，首次 0.1～0.2mL，肌内注射，根据病情调整剂量。一般每次 0.2～0.5mL，肌内注射，可维持 3～4 天。用量过大可引起水中毒。

（3）垂体后叶素水剂

皮下注射，每次 5～10U，作用仅能维持 3～6 小时，每日须多次注射，长期应用不便。

2. 其他抗利尿药

（1）氢氯噻嗪

每次 25mg，每日 2～3 次，必要时加倍。长期服用可引起低血钾、高尿酸血症、糖耐量减低，应适当补充钾盐。

（2）氯磺丙脲

每日剂量不超过 0.2g，早晨一次口服。可增加肾小管对抗利尿激素的敏感性。副作用为白细胞减少、肝损害、低血糖及水中毒。

（3）卡马西平

可兴奋下丘脑分泌抗利尿激素，增加抗利尿激素对肾小管的作用。每次 0.2g，每日 2～3 次。

3. 病因治疗

继发性尿崩症尽量治疗其原发病。

（三）中医治疗

本病治疗重在滋补肺肾，调其肺、胃（脾）、肾脏腑功能，以清热泻火、益气养阴、固肾摄津为主要治疗方法，滋阴清热治其标，培补脾肾治其本。

1. 辨证论治

（1）肺胃热盛证

症状：烦渴多饮，消谷善饥，多食，尿频量多，尿色浑黄，舌红苔燥，脉滑数。

治法：清解阳明，润养肺胃。

方药：白虎加人参汤加减。

（2）阴虚燥热证

症状：烦渴多饮，尤喜冷饮，但饮而不解其渴，尿频量多，尿清长，咽干舌燥，皮肤干燥，无汗或盗汗，头痛头晕，耳鸣目眩，心悸烦乱，夜寐不安，手足心热，大便干结，数日一次，舌红，苔少或见黄苔，舌面干燥，脉虚细而数或兼弦。

治法：养阴清热，生津止渴。

方药：知柏地黄丸加减。

（3）气阴两虚证

症状：乏力，自汗，气短，腰酸，五心烦热，多饮，多尿，大便秘结，舌淡红，苔薄白少津或少苔，脉细弱。

治法：益气养阴，生津止渴。

方药：六味地黄丸加减。

（4）脾肾阳虚证

症状：烦渴多饮，冷热不限，尿清长频多，尤以夜尿为甚，形体消瘦，神疲乏力，气短懒言，食欲减退，纳少便溏，形寒肢冷，面色萎黄或面白无华，舌淡红干涩，苔白，脉沉细。

治法：温阳化气，健脾助运。

方药：真武汤加减。

（5）阴阳两虚证

症状：渴而多饮，尿频量多，口干舌燥，腰膝酸痛，畏寒，性欲减退，头晕乏力，五心烦热，形体消瘦，纳差，大便溏或秘结，舌淡苔干，脉沉弦细。

治法：温阳滋阴，缩泉生津。

方药：金匮肾气丸加减。

2. 常用中药制剂

缩泉丸。功效：补肾缩尿。适用于小便频数、夜间遗尿。用法：口服，每次

3 ~ 6g，每日 2 ~ 3 次。

三、预后

预后取决于基本病因，轻度脑损伤及感染引起的尿崩症可完全恢复，肿瘤等所致尿崩症预后欠佳。特发性和遗传性尿崩症常属永久性，须坚持服药治疗，在饮水充足和适当的抗利尿治疗下，通常可以基本维持正常的生活，对寿命影响也不大，一些女患者即使怀孕和生育也能安全度过。

四、预防与调护

加强防护意识，防止颅脑损伤。积极控制感染，防止累及脑部。

患者应保持精神舒畅，思想开朗，戒烟，少食肥甘厚味或辛辣炙煿之品。避免劳累及情绪波动。保持充分的饮水供应，防止脱水或水中毒的发生，慎饮茶、咖啡等饮料。

第三节　甲状腺炎

甲状腺组织发生变性、渗出、坏死、增生等炎症改变所致的一系列临床病症称为甲状腺炎。临床上常见的有亚急性甲状腺炎、慢性淋巴细胞性甲状腺炎。

本节主要介绍亚急性甲状腺炎。

一、病因

（一）西医病因

目前多数学者认为本病与病毒感染有关，起病前 1 ~ 3 周常有上呼吸道感染或病毒性腮腺炎。发病时在许多患者血中可检测到某些高滴度的病毒抗体，最常见的是柯萨奇病毒，其次是腮腺炎病毒、流感病毒及腺病毒等。此外，本病尚与人类白细胞相容性抗原 HLA-B35 相关。

（二）中医病因

本病的发生，乃因内伤七情，或外感六淫邪毒，以致气血不畅，痰凝血瘀，壅结于颈前而致。

1. 外感六淫邪毒

风热等邪毒侵袭机体，客于肺胃，又内有郁火，积热循经上扰，夹痰蕴结，壅聚颈前，经脉阻隔，不通则痛，而发为本病。

2. 内伤七情

本病与情志因素关系密切，宋代《太平圣惠方》指出："夫瘿气咽喉肿塞者，由人忧恚之气在于胸膈，不能消散，搏于肺脾故也。"肝气抑郁，郁久化火，既可炼液成痰，又可耗伤阴液，以致痰气凝滞或阴虚火旺；肝郁气滞，气滞则血瘀，痰瘀互结；肝郁犯脾，脾失健运，日久伤及脾阳，脾阳不振，水湿运化失常，聚而成痰，痰瘀互结，壅聚颈前而发病。

总之，本病病位在颈前，与肝、胆、肺、脾等相关，主要病机是痰、热、气、瘀壅结。早期病性多属实，邪留日久，损伤正气，则可见虚实夹杂之证。

二、治疗

（一）治疗思路

西医治疗能较快缓解临床症状，但不能防止复发。中医治疗疗效确切，对防止复发有帮助，但起效较缓，病情重者不能迅速缓解临床症状。所以轻症病例以中医辨证论治为主，症状较重者可采用中西医结合治疗，以期提高疗效。

（二）西医治疗

轻症患者，可予非甾体抗炎药，如阿司匹林或吲哚美辛，疗程 2 周左右。症状较重者，给予泼尼松 10 ~ 15mg，每日 3 ~ 4 次，维持 1 ~ 2 周，症状及血沉改善后可逐渐减量，维持 4 ~ 6 周。停药后如有复发，再予泼尼松治疗仍有效。若伴一过性甲状腺毒症者，予 β 受体阻滞剂；伴一过性甲减者可适当补充甲状腺激素。

（三）中医治疗

1. 辨证论治

（1）外感风热证

症状：起病急，高热寒战，头痛咽痛，鼻塞流涕，颈部肿痛，肤色微红，舌淡红，苔薄黄，脉浮数。

治法：疏风解表，清热解毒。

方药：银翘散加减。热毒炽盛者，加牛蒡子、玄参、板蓝根、浙贝母。

（2）肝胆郁热证

症状：颈前肿胀疼痛，发热恶寒，口苦咽干，或心悸易怒，多汗口渴，颜面潮红，小便短赤，大便秘结，舌质红，苔薄黄，脉浮数或弦数。

治法：清肝泻胆，消肿止痛。

方药：龙胆泻肝汤加减。兼有风热表证者，加金银花、连翘；瘀血阻络者，加延胡索、赤芍。

（3）阴虚火旺证

症状：颈前肿块或大或小，质韧，疼痛，口燥咽干，潮热盗汗，心悸，失眠多梦，舌质红，苔少或无苔，脉细数。

治法：滋阴清热，软坚散结。

方药：清骨散加减。热扰心神者，加酸枣仁、麦门冬；瘀血阻络者，加生牡蛎、延胡索、赤芍。

（4）痰瘀互结证

症状：颈前肿块坚硬，疼痛不移，入夜尤甚，情绪不畅，口干不欲饮，舌质紫暗，或有瘀点瘀斑，脉细涩。

治法：理气活血，化痰消瘿。

方药：海藻玉壶汤加减。瘀血阻络者，加延胡索、赤芍；肝郁气滞者，加香附、郁金。

（5）脾阳不振证

症状：颈前肿块，疼痛不甚，面色无华，疲乏无力，头晕多梦，畏寒肢冷，纳呆，腹胀便溏，舌质淡，苔白腻，脉沉细。

治法：温阳健脾，化气行水。

方药：实脾饮加减。痰浊阻滞者，加海藻、夏枯草。

（四）常用中药制剂

1. 银翘解毒片

功效：疏风解表，清热解毒。适用于风热感冒，症见发热头痛、咳嗽口干、咽喉疼痛。用法：口服，每次4片，每日2～3次。

2. 小金丸

功效：散结消肿，化瘀止痛。适用于痰气凝滞所致的瘰疬、瘿瘤等。用法：口服，每次 1.2～3g，每日 2 次。

三、预后

本病多能在数周内自行或经治疗后缓解，但易复发。整个病程一般为 6～12 个月，少数迁延至 1～2 年，发生永久性甲减者罕见。

四、预防与调护

在日常生活和工作中应注意起居有度，劳逸结合，保持心情愉快；加强体育锻炼，增强体质和抗病能力。积极防治上呼吸道感染，对防止本病的发生具有重要意义。

第八章　中西医结合神经系统疾病诊治

第一节　周围神经病

一、三叉神经痛

三叉神经痛（trigeminal neuralgia）是一种三叉神经分布区内短暂而反复发作的剧烈疼痛。三叉神经痛分为原发性与继发性两种，后者有明确的病因存在，前者病因不明。本节主要介绍原发性三叉神经痛。

三叉神经痛与中医学的"面风痛"相似，可归属于"面痛""头风"等范畴。

（一）病因

1. 西医病因

原发性三叉神经痛多无明确病因。可能为三叉神经在脑桥被异行扭曲的微血管压迫后，局部产生脱髓鞘引起疼痛发作。此外，癫痫样神经病学说也可能是其发病的另一种解释。

2. 中医病因

本病多为三阳经络受邪所致，病因主要有风、火、痰、瘀、虚，其中初起以风、火多见，病久则多兼夹痰、瘀、虚。

（二）治疗

1. 治疗思路

三叉神经痛由于病因不明，发病机制不十分清楚，治疗有一定的困难。而西药因毒副作用大，难以长期坚持治疗。若采取中医治疗，在临证中紧扣发病因素和病机演变规律，分析患者病变局部与整体之间的关系，据此进行治疗，进而达到调节阴阳、平衡气血的目的，则可获得良好的疗效。三叉神经痛中西医结合治疗的思路是发作期以消除和控制疼痛的发作为基本目标，即采取"急则治其标"

的原则，运用中西药物、针灸、神经干封闭等综合治疗措施止痛。缓解期以治本为主，针对中医病因病机的不同，可采用疏风、清热、散寒、化痰、祛瘀、通络、补虚等治法，促使经脉畅通、气血调和，从而缓解症状和防止复发。

2. 西医治疗

（1）药物治疗

①卡马西平（carbamazepine）。为首选药物，首次 0.1g，每日 2 次，以后每日增加 0.1g，直到有效，最大剂量可达每日 1.0g。疼痛控制后再逐渐减量，找出最小有效量维持，通常是每日 0.6～0.8g，约 70% 的病例有效。孕妇禁用。副作用可有眩晕、嗜睡、口干、恶心、行走不稳，但多在停药数天后消失；偶有皮疹、白细胞减少，需停药。

②苯妥英钠（phenytoin sodium）。开始每次 0.1g，每日 3 次，口服；数日后效果不佳时每日增加 0.1g（最大量不超过每日 0.6g），近半数病例有效。副作用有头晕、共济失调、眼球震颤、齿龈增生等。

③加巴喷丁（gabapentin）。开始剂量 0.1g，每天 3 次，可逐渐加大剂量，每日最大剂量 0.9g。可单独使用或与其他药物合用。常见副作用有头晕、嗜睡等，但可逐渐耐受。

（2）封闭疗法

一般用于服药无效或不适宜手术的患者。方法以无水酒精或甘油注射于疼痛的三叉神经分支或半月神经节上。操作简易安全，但疗效不持久。酒精封闭半月神经节，可达到较持久的效果，但易引起出血、角膜炎、失明等严重并发症。酒精封闭前宜用普鲁卡因封闭以观察效应。

（3）经皮半月神经节射频电凝疗法

在 X 线监视下或经 CT 导向，经皮将射频电极针插入半月神经节，通电加热至 65～75℃，维持 1 分钟。可选择性破坏三叉神经的痛觉纤维，损害触觉纤维，保存角膜反射。适用于年老体弱不宜手术者。

（4）手术治疗

适用于药物和封闭治疗无效者，可选用三叉神经感觉根部分切断术或伽马刀治疗。近年来较推行三叉神经微血管减压术，止痛同时不产生运动和感觉障碍，近期疗效可达 80% 以上。并发症有听力减退或丧失、气栓及滑车、外展、面神经暂时性麻痹。

3. 中医治疗

（1）辨证论治

针对外感与内伤致病之因，结合兼夹邪气为患的特点，一般分为风寒袭络、风火伤络、风痰阻络、胃火上攻、肝胆火炽、阴虚阳亢、瘀血内阻等证型，各型在临床上均常见。本病无论何种证型，疼痛是其主症，且常兼有面部肌肉抽搐等症，故治疗时应注意：一是以止痛为首要，二是勿忘治风，故常配用搜风通络止痛药物，如全蝎、蜈蚣、僵蚕、地龙等。

①风寒袭络证。症状：颜面短暂性刀割样剧痛，遇寒而诱发或加重，发作时面部有紧束感，局部喜温熨，恶风寒，口不渴，苔薄白，脉浮紧。

治法：疏风散寒，通络止痛。

方药：川芎茶调散加减。头身疼痛重者，加重羌活、细辛用量；寒凝痛甚，加藁本、生姜；鼻塞流涕，加苍耳子、辛夷花；若风寒郁久化热者，加菊花、蔓荆子。

②风火伤络证。症状：颜面短暂烧灼或刀割样疼痛，遇热加重，得凉稍减，痛时面红、汗出，伴发热，恶风，口干咽痛，舌边尖红，苔薄黄，脉浮数。

治法：疏风清热，通络止痛。

方药：芎芷石膏汤加减。

若风热甚，加金银花、连翘；大便秘结，加大黄、芒硝；小便短赤，加淡竹叶、莲子心、木通；咽痛明显，加牛蒡子、胖大海、玄参；口渴甚，加天花粉、芦根。

③风痰阻络证。症状：颜面抽搐疼痛，麻木不仁，眩晕，胸脘痞闷，呕吐痰涎，形体肥胖，苔白腻，脉弦滑。

治法：祛风化痰，解痉止痛。

方药：芎辛导痰汤加减。若面颊麻木，加鸡血藤、蜈蚣；兼畏寒肢冷等阳虚证者，去生姜，加干姜、吴茱萸；痰浊化热，去细辛，南星宜用胆南星，另加竹沥。

（2）常用中药制剂

①牛黄上清丸。功效：清热解毒。适用于胃火上攻的三叉神经痛。口服，成人每次 6g，每日 2 次。脾胃虚寒者禁用。

②龙胆泻肝丸。功效：清泻肝胆之火。适用于肝胆火炽的三叉神经痛。口服，成人每次 6g，每日 2 次。

（三）预后

原发性三叉神经痛初发者，经中西医结合治疗，多能控制症状，有可能达到完全缓解。病程较长、久治不愈复发者，药物治疗无效者，手术治疗可获得一定疗效。

（四）预防与调护

保持心情舒畅，避免情绪紧张，生活起居有常，勿食辛辣刺激之品，减少诱因。发作期注意避免风寒、风热的侵袭。平日坚持服药，以防复发。

二、特发性面神经麻痹

特发性面神经麻痹（idiopathic facial palsy）简称面神经炎或贝尔麻痹（Bell palsy），常由茎乳突孔内面神经非特异性炎症所致。以一侧面部表情肌突然瘫痪为临床特征。

本病与中医学的"面瘫"相似，可归属于"吊线风""歪嘴风""口僻"等范畴。

（一）病因

1. 西医病因病理

面神经炎的病因至今尚未完全明确。一般认为，由于骨性面神经管只能容纳面神经，所以各种原因如受寒着凉、病毒感染、自主神经功能不稳定等导致局部神经营养血管收缩缺血，而毛细血管扩张，使得面神经水肿受压而引发本病。

2. 中医病因

本病病因多以风邪为主，可有风寒、风热之不同，也可见风邪与痰瘀夹杂。

（1）正气不足，风邪入中

由于机体正气不足，络脉空虚，卫外不固，风邪夹寒、夹热乘虚而入，客于颜面，走窜阳明经脉，气血痹阻，肌肉弛缓不收而致口僻。正如《诸病源候论·偏风口㖞候》中所说："偏风口㖞是体虚受风，风入于夹口之筋也。足阳明之筋，上夹于口，其筋偏虚，而风因虚乘之，使其经筋急而不调，故令口僻也。"

（2）痰湿内生，阻于经络

若平素喜饮醇浆，偏嗜辛辣厚味，日久损伤脾胃，痰湿内生，或因外感病邪，内袭络脉，气血受阻，津液外渗，停而为痰，加之外风引触，风痰互结，流窜经络，上扰面部，阳明经脉壅滞不利，即发口僻。

（3）气虚血滞，经脉失濡

气为血之帅，血为气之母。口僻日久不愈，正气日渐亏耗，气虚不能上奉于面，阴血亦难灌注阳明；或气虚血行无力，血液瘀滞于经脉，均可导致面部肌肉失于气血濡养而枯槁萎缩，终致口僻难复。

总之，本病的发生，主要是正气不足，络脉空虚，外邪乘虚入中经络，导致气血痹阻，面部经脉失养，肌肉弛缓不收，以风、痰、瘀、虚为其基本病机。初期病邪在络易治，久之则内居筋肉难愈。

（二）治疗

1. 治疗思路

面神经炎的治疗原则是积极改善局部血液循环，减轻面神经水肿，缓解神经受压，促进面神经功能恢复。西医大多采用对症处理，缺乏特殊的治疗药物，早期运用激素有较好的效果。中医辨证施治加针灸，或再配合其他外治疗法，一般可获得较显著的疗效。因此，对本病的治疗，中医有一定优势，尤其是对面神经炎恢复期的患者。

2. 西医治疗

（1）药物治疗

①急性期应尽早使用皮质类固醇激素，地塞米松 10～15mg / 天，连用 7～10 天；或泼尼松，初始剂量为 1mg /（kg·天），晨起一次顿服，1 周后逐渐减量停用。如系带状疱疹病毒感染引起的面神经炎，则用阿昔洛韦 0.2g，每日 5 次，口服，连用 7～10 天。

②B 族维生素、加兰他敏、能量合剂等也可选用。

（2）物理疗法及针刺治疗

急性期可在茎乳突孔附近部位予以热敷、红外线照射或超短波透热疗法。恢复期可予以碘离子导入治疗。针灸宜在发病 1 周后进行。

（3）康复治疗

患者自己按摩瘫痪侧面肌，每日数次，每次 5～10 分钟。当神经功能开始恢复时，患者可面对镜子练习各单个面肌的随意运动，促进瘫痪面肌的早日恢复。

（4）其他

如影响眼闭合时，为了保护暴露的角膜及防止结膜炎，可根据情况使用眼罩、眼药膏、眼药水。

（5）手术治疗

对病程超过2年仍未恢复者，可考虑面神经管减压术，或面神经—副神经、面神经—膈神经、面神经—舌下神经吻合术，但疗效尚不肯定，只宜在严重病例试用。

3.中医治疗

（1）辨证论治

面神经炎早期治疗以祛风邪、通经络为主，后期治疗从益气、补血、活血、通络着手，往往可获较好疗效。

①风寒袭络证。症状：突然口眼㖞斜，眼睑闭合不全，或有口角流涎，眼泪外溢，伴恶风寒，头痛鼻塞，面肌发紧，肢体酸痛，舌苔薄白，脉浮紧。

治法：祛风散寒，温经通络。

方药：小续命汤加减。若表虚自汗者，去麻黄，加黄芪、白术。兼头痛，加白芷、羌活；面肌抽动；加天麻、蜈蚣、全蝎；若口角流涎加白僵蚕。

②风热阻络证。症状：骤然起病，口眼㖞斜，眼睑闭合不全，头痛面热，或发热恶风，心烦口渴，耳后疼痛，舌质红，苔薄黄，脉浮数。

治法：祛风清热，通络止痉。

方药：大秦艽汤加减。风热表证明显者，去细辛、羌活，加桑叶、蝉蜕；兼头痛目赤者，加夏枯草、栀子。口苦者，加柴胡、生石膏；兼头晕目赤，加钩藤、菊花。

③风痰阻络证。症状：突然口眼㖞斜，面肌麻木或抽搐，颜面作胀，或口角流涎，头重如裹，胸膈满闷，呕吐痰涎，舌体胖大，苔白腻，脉弦滑。

治法：祛风化痰，通络止痉。

方药：牵正散合导痰汤加减。若痰浊化热者，加黄芩、竹茹。

（2）常用中药制剂

大活络丸。功效：祛风除湿，理气豁痰，舒筋活络。适用于风痰阻络证。每次1丸，每日2次，口服。

（三）预后

特发性面神经麻痹患者通常在发病后 1～2 周内开始恢复，大约 80% 的患者在几周及 1～2 月内基本恢复正常。1/3 患者为部分性麻痹，2/3 患者为完全性麻痹。在后者中，约 16% 不能恢复。

（四）预防与调护

面神经炎病因尚未完全明了，故预防应以增强体质、增加抵抗力为主。已罹患此病，应树立信心，可用自我按摩或热敷等物理治疗。据统计，患面神经炎痊愈后有 3% 的复发率，复发时限为 10～20 年不等，故在痊愈后仍需劳逸结合，注意调养。

第二节　帕金森病

帕金森病（Parkinson's disease，PD）又名震颤麻痹（paralysis agitans），由英国医生 James Parkinson（1817 年）首先描述，是一种中老年人常见的运动障碍疾病，以黑质多巴胺能神经元变性丢失和路易小体形成为主要病理特征，临床表现以静止性震颤、运动迟缓、肌强直和姿势步态障碍等运动症状和感觉障碍、睡眠障碍、神经精神障碍和自主神经功能障碍等非运动症状为主要特征的疾病。65 岁以上人群患病率为 1700/10 万。

本病与中医学"颤病"相类似，归属于"振栗""颤振""肝风"等范畴。

一、病因

（一）西医病因

迄今，本病的病因和发病机制尚未完全阐明，故也将本病称为原发性帕金森综合征（Parkinsonism），目前认为，PD 的发病可能与下列因素有关。

1. 年龄因素

PD 主要发生于中老年人，40 岁以前发病十分少见。有资料显示，PD 的患病率和发病率随年龄的增长而呈几何指数增加，并在 80 岁后达到峰值，因此，老化是引起 PD 发病最大的危险因素。但资料也显示，人类 30 岁以后，黑质多巴胺能神经元就开始出现退行性变，而老年人中的患病者毕竟是少数，这说明生理性的多巴胺能神经元退变不足以引起本病，PD 的发病不过是与年龄老化相关的病理性过程。

2.环境因素

20 世纪 80 年代初，美国加州一些吸毒者误用一种吡啶类衍生物 1- 甲基 - 4- 苯基 1，2，3，6- 四氢吡啶（MPTP）后，出现原发性 PD 的表现；给猴注射 MPTP 后复制出酷似 PD 的行为学表现和某些病理改变，引起人们对环境因素的注意。流行病学研究显示，接触杀虫剂、从事农业职业等的人群罹患 PD 的风险要高于无接触史的人群。

3.遗传因素

有 PD 或震颤家族史的人群患病风险增加，提示遗传因素在 PD 的发病中具有重要地位。

目前普遍认为，PD 并非单一因素致病，而是多种因素共同参与。年龄老化、环境因素、遗传易感性都可以使患病概率增加，但对上述因素之间相互作用的研究才刚起步，人们的了解还不深刻。数据表明，蛋白质的内环境破坏可能是 PD 发病的重要推手，包括蛋白质异常聚合（aggregation）、细胞内蛋白质的运输以及降解异常等。通过研究 6- 羟基多巴胺（6-OHDA）和 MPTP 诱导的 PD 模型发现，线粒体功能障碍在黑质多巴胺能神经元的变性死亡过程中具有重要地位。最近的研究显示，PD 脑内的病理演变可能与 α - 突触核蛋白的朊蛋白样（prion-like transmission）传播相关。

（二）中医病因病机

1.年老体弱

帕金森病多发于老年人，"年四十而阴气自半"，兼加劳顿、色欲之消耗，而致阴精虚少，形体衰败，致使筋脉失濡，肌肉拘挛，发为震颤、僵直。

2.五志过极

五志过极皆能化火，火热内盛，耗伤阴精，阳亢风动而为本病；思虑太过，损伤脾胃，运化失司，气血生化乏源而致肢体失养，或化生痰浊，阻于筋脉。

3.饮食不节

嗜食肥甘厚味，损伤脾胃，痰浊内生，痰阻经脉；或喜食辛辣之品，化热伤

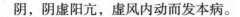

阴，阴虚阳亢，虚风内动而发本病。

4. 先天禀赋不足

禀赋不足，肾精亏虚，髓海失充，筋脉失荣而发为本病。

可见本病是由多种病因长期作用的结果，病位在脑，与肝、肾关系密切，肝肾阴虚为本，痰浊、瘀血、风火为标，形成本虚标实之证。

二、治疗

（一）治疗思路

经过近 200 年来的研究，西医治疗本病的方法已经有很多，至少在 PD 的早、中期能够有效地控制症状，改善患者的生活质量。中医药能够有效地缓解症状，特别是与西药联合应用时，能够提高西药对症状的控制，发挥增效减毒作用。因此，中医药在 PD 治疗中有着重要地位。

（二）西医治疗

1. 药物治疗

PD 药物治疗应遵循的原则：治疗方案个体化，从小剂量开始，缓慢递增，尽量以较小剂量取得较满意疗效。

（1）抗胆碱能药物

对震颤和强直有一定效果，但对运动迟缓疗效较差，适用于震颤突出且年龄较轻的患者。常用药物有：①苯海索（artane）：1～2mg，每日 3 次。②开马君（kemadrin）：起始量每次 2.5mg，每日 3 次口服，逐渐增至每日 20～30mg，分3 次服。主要副作用为口干、视物模糊、便秘和排尿困难，严重者有幻觉、妄想。前列腺肥大及青光眼患者禁用；老年人慎用。

（2）金刚烷胺（amantadine）

对少动、强直、震颤均有轻度改善作用，对异动症有一定的治疗作用。早期患者可单独或与苯海索合用。起始剂量 50mg，每日 2～3 次，1 周后可增至100mg，每日 2～3 次；一般每日不宜超过 300mg，老年人剂量每日不宜超过200mg。药效一般可维持数月至 1 年。副作用有心神不宁、神志模糊、下肢网状青斑、踝部水肿等，均较少见。肾功能不全、癫痫、严重胃溃疡、肝病患者慎用，哺乳期妇女禁用。

（3）左旋多巴及复方左旋多巴

此类药是治疗 PD 的最基本、最有效药物，对震颤、强直、运动迟缓等均有较好疗效。临床上使用的复方左旋多巴有标准片、控释片、水溶片等不同剂型。常用标准片有美多巴（DOPA）和心宁美（sinemet），分别由左旋多巴加苄丝肼或卡比多巴组成。控释剂有两种，即息宁控释片（controlled-release tablet）和美多巴液体动力平衡系统（equilibrium system）。水溶片有弥散型美多巴（DOPA）。

标准片：常规复方左旋多巴治疗多选此剂型，开始时 62.5mg（即 1/4 片），每日 2～3 次，视症状控制情况增至 125mg，每日 3～4 次；最大量不应超过 250mg，每日 3～4 次；一般主张餐前 1 小时或餐后 2 小时服药。控释片：优点是有效药物血浓度比较稳定，且作用时间较长，有利于控制症状波动，减少每日的服药次数。适用于伴有症状波动者，或不伴症状波动的早期轻症患者。水溶片：特点是易在水中溶解，便于口服，吸收迅速，起效快（10 分钟左右），且作用维持时间与标准片基本相同。适用于有吞咽障碍、清晨运动不能、"开"期延迟、下午"关"期延长、剂末肌张力障碍的患者。常见副作用有恶心、呕吐、低血压、心律失常（偶见）、症状波动、运动障碍（异动症）和精神症状等。闭角型青光眼、精神病患者禁用，活动性消化道溃疡者慎用。

（4）多巴胺受体激动剂

PD 后期患者用复方左旋多巴治疗产生症状波动或运动障碍，加用多巴胺受体激动剂可减轻或消除症状，减少复方左旋多巴用量。单用疗效不如复方左旋多巴，一般主张与之合用，副作用与复方左旋多巴相似，不同之处是症状波动和运动障碍发生率低，而体位性低血压和精神症状发生率较高。常用的多巴胺受体激动剂有：①溴隐亭（bromocriptine）：开始 0.625mg，晨服，每隔 3～5 日增加 0.625mg，分次服，6～8 周内达到治疗效果；通常治疗剂量 7.5～15mg / 天，最多不超过 20mg / 天。②吡贝地尔缓释片：初始剂量 50mg，每周增加 50mg，有效剂量 150mg / 天，分 3 次服，最多不超过 250mg / 天。③普拉克索：开始 0.125mg，每日 3 次，每周增加 0.125mg，有效剂量 0.5～1.0mg，每日 3 次，最多不超过 5mg / 天。

（5）单胺氧化酶 B 抑制剂

司来吉兰（selegiline）和雷沙吉兰（rasagiline），为选择性单胺氧化酶 B（MAO-B）抑制剂，司来吉兰一般用量为 2.5～5mg，每日 2 次，宜在早、中午服用，不宜傍晚后应用，以免引起失眠。副作用有口干、胃纳减退、体位性低血压等。雷沙吉兰的用量为 1mg，每日 1 次，早晨服用。有胃溃疡者慎用，禁与杜冷丁以及 5–羟色胺再摄取抑制剂（SSRI）合用。

（6）儿茶酚—氧位—甲基转移酶（COMT）抑制剂

在疾病早期首选复方左旋多巴联合 COMT 抑制剂治疗，可以改善患者症状，并且能预防或延迟并发症的发生。疾病中晚期，当复方左旋多巴疗效减退时，添加托卡朋（tolcapone）或恩托卡朋（entacapone）可以进一步改善症状。托卡朋具有周围和中枢 COMT 抑制作用，每次 100～200mg，口服，每日 3 次。恩托卡朋是周围 COMT 抑制剂，每次 100～200mg，口服，与左旋多巴类药物同时服用，次数相同，最大用药频次不超过 5 次为宜。副作用可有转氨酶升高、腹痛、腹泻、头痛、多汗、口干、尿色变浅等，托卡朋可能导致肝功能损害，需严密监测，尤其在用药后的前 3 个月。

2. 外科治疗

立体定向手术治疗 PD 始于 20 世纪 40 年代。近年来利用微电极记录和分析细胞放电的特征，可以精确定位引致震颤和肌强直的神经元，达到细胞功能定位的水平，使手术治疗的疗效和安全性大为提高。目前常用的手术方法有苍白球、丘脑底核毁损术和深部脑刺激术（DBS）。其原理都是纠正基底节过高的抑制性输出。适应证是药物治疗失效、不能耐受或出现运动障碍（异动症）的患者。对年龄较轻，症状以震颤、强直为主且偏于一侧者效果较好，但术后仍需应用药物治疗。

3. 细胞移植及基因治疗

细胞移植及基因治疗是有较好前景的治疗方法，但存在一些问题，技术还不成熟，不能应用于临床。

4. 康复治疗

康复治疗作为辅助手段对改善症状也可起到一定作用。研究显示，打太极拳可以改善患者的平衡状况。

（三）中医治疗

1.辨证论治

（1）肝风内动证

症状：头摇肢颤，不能自主，活动迟缓，项背僵直，眩晕头胀，面红，口苦口干，易怒，腰膝酸软，舌红，苔薄黄，脉弦细。

治法：育阴潜阳，舒筋止颤。

方剂：六味地黄丸合天麻钩藤饮加减。

（2）肝肾阴虚证

症状：活动迟缓，四肢拘急僵直或出现震颤，行动笨拙，头晕目眩，耳鸣，腰膝酸软，五心烦热，大便秘结，舌红苔少，脉弦细。

治法：滋补肝肾。

方剂：杞菊地黄丸加减。

（3）气血两虚证

症状：头摇肢颤，四肢无力，少气懒言，少动显著，眩晕，心悸，纳呆，乏力，畏寒肢冷，汗出，溲便失常，舌体胖大，苔薄白滑，脉沉濡无力或沉细。

治法：益气养血，平肝柔筋。

方剂：定振汤加减。

（4）痰瘀阻络证

症状：肢摇头颤，活动迟缓，筋脉拘紧，反应迟钝，动作笨拙，言语謇涩，心悸胸闷，嗳气腹满，皮脂外溢，口中黏腻流涎，口渴不欲饮，舌质淡或暗，苔白或腻，脉沉细或弦。

治法：化痰祛瘀，息风通络。

方剂：温胆汤合补阳还五汤加减。

2.常用中药制剂

（1）六味地黄丸

功效：滋阴补肾。用于头晕耳鸣，腰膝酸软，骨蒸潮热，盗汗。用法：浓缩丸每次8粒，每日3次，口服。

（2）杞菊地黄丸

功效：用于肝肾阴亏的眩晕、耳鸣、目涩畏光、视物昏花。用法：浓缩丸每次 8 粒，每日 3 次，口服。

（3）补中益气丸

功效：补中益气。用于气血不足所致的体倦乏力、少气懒言，少动显著等。

用法：浓缩丸每次 8 粒，每日 3 次，口服。

三、预后

PD 是一种慢性进展性疾病，目前尚无根治方法，由于严重肌僵直、全身僵硬终致卧床不起。本病死亡的直接原因是肺炎、骨折等各种并发症。

四、预防与调护

第一，本病病因尚不明确，尚无有效的预防措施阻止疾病的发生和进展。流行病学证据示绿茶可降低患本病的风险。

第二，患病后应加强安全护理，防止跌仆，预防肺部感染。

第三，加强肢体、语言等功能康复训练，提高生活质量。

第三节　重症肌无力

重症肌无力（myasthenia gravis，MG）是一种神经—肌肉接头传递功能障碍的获得性自身免疫性疾病。主要由于神经—肌肉接头突触后膜上乙酰胆碱受体（acetylcholine receptor，AChR）受损引起。临床主要表现为部分或全身骨骼肌无力和极易疲劳，活动后症状加重，经休息和胆碱酯酶抑制剂（acetylcholine receptor）治疗后症状减轻。发病率为 8/10 万 ~ 20/10 万，患病率为 50/10 万，我国南方发病率较高。

本病可归属于中医学"痿证""睑废""视歧"等范畴。

一、病因

（一）西医病因

重症肌无力是一种自身免疫性疾病，其病因尚不明确，可能与胸腺增生、胸腺瘤有关。

临床及动物实验证实重症肌无力是由自身乙酰胆碱受体（acetylcholine

receptor）致敏的自身免疫性疾病，病变主要在神经—肌肉接头突触后膜。主要是血清中 AChR 的抗体增加所致，80%～90% 的重症肌无力患者血清中可以测到 AChR 抗体。近年来研究表明细胞免疫也参与发病，如辅助性 T 淋巴细胞增加、白介素 –2 水平升高等。

几乎所有重症肌无力患者均伴有胸腺组织异常，约 80% 患者有胸腺肥大、淋巴滤泡增生。B 细胞在增生的胸腺中产生 AChR 抗体；另一方面，周围淋巴器官和骨髓也可产生 AChR 的 IgG 抗体，进而诱导抗原抗体反应。

另外，重症肌无力的发生与遗传因素有一定关系。

（二）中医病因

中医认为导致本病的原因十分复杂，如情志内伤、先天不足、外感湿热、饮食劳倦等均能损伤脏腑精气，导致肌肉筋脉失养，而发为本病。

1. 湿热浸淫

久处湿地，或涉水淋雨，感受外来湿邪，郁久化热，浸淫经脉，气血运行不畅，以致筋脉失于濡养而弛缓不用。

2. 禀赋不足

先天不足，肾阳亏虚，不能温煦脾阳，脾阳不振则水谷精微不能输布；或素体阴虚，肾精不足，肝血亏虚，筋脉失去濡养而痿软不用。

3. 他病累及

久病及肾，可致肾阴肾阳不足，肌肉筋脉失养；或劳倦太过，如久视伤血，久立伤筋，损及气血；或久病入络，气滞血瘀，而致肌肉筋脉痿软不用。

4. 饮食毒物所伤

素体脾胃虚弱，或饮食失节，劳倦思虑过度，或久病致虚，中气受损，脾胃受纳、运化、输布水谷精微的功能失常，气血津液生化之源不足，无以濡养五脏，以致筋骨肌肉失养；脾胃虚弱，不能运化水湿，聚湿生痰，痰湿内停，客于经脉，而致肌肉筋脉痿软不用。

二、治疗

（一）治疗思路

重症肌无力是一种自身免疫性疾病，病程长，易反复，属于难治性疾病。

治疗上，西医以尽快使肌无力症状得以缓解，防止病情进展为原则。中医方面，虚证以扶正补虚为主。脾气虚弱者，宜健脾益气；脾肾阳虚者，宜温补脾肾；气血不足者，宜补益气血；肝肾阴虚者，宜滋补肝肾；实证宜祛邪和络，湿热阻络者，宜清热化湿通络；虚实夹杂者，又当兼顾之。其中西医结合综合治疗有较大优势，对Ⅰ、Ⅱ型中医药治疗有一定疗效，且副作用少，可以中医药为主，病情较重或肌无力危象则以西药为主，辅以中药可提高危象抢救成功率，减轻激素治疗副作用，还能帮助撤减和调整机体免疫功能。

（二）西医治疗

1. 一般治疗

避免各种诱因如疲劳、感染，忌用对神经 – 肌肉传导阻滞的药物。

2. 抗胆碱酯酶药物

此类药物能抑制胆碱酯酶活力，使 ACh 免于水解，可改善神经 – 肌肉接头间的传递，使肌力暂时好转，为有效的对症疗法，但不宜长期单独使用。常用溴吡斯得明，作用温和平稳，不良反应小，服药后 2 小时达高峰，作用时间 6 ~ 8 小时，蓄积作用小。一般起始剂量为 60mg，每 6 ~ 8 小时 1 次，可根据临床表现调整剂量。药物副作用有流涎、出汗、腹痛、腹泻等毒蕈碱样反应，可以同时服用阿托品予以对抗。

3. 病因治疗

（1）肾上腺皮质激素

可抑制自身免疫反应，减少 AChR 抗体的生成及促使运动终板再生和修复，改善神经—肌肉接头的传递功能。适用于各种类型的 MG。

①冲击疗法：适用于住院危重病例、已用气管插管或呼吸机者。甲泼尼龙 1000mg 静脉滴注，1 次 / 日，连用 3 ~ 5 日，随后地塞米松 10 ~ 20mg 静脉滴注，1 次 / 日，连用 7 ~ 10 日。临床症状稳定改善后，停用地塞米松，改为泼尼松 60 ~ 100mg 隔日顿服。当症状基本消失后，逐渐减量至 5 ~ 15mg 长期维

持，至少 1 年。若病情波动，则需随时调整剂量。也可一开始就口服泼尼松每天 60 ~ 80mg，两周后症状逐渐缓解，常于数月后疗效达高峰，然后逐渐减量。大剂量类固醇激素治疗初期可使病情加重，甚至出现危象，应予注意。

②小剂量递增法：从小剂量开始，隔日每晨顿服泼尼松 20mg，每周递增 10mg，直至隔日每晨顿服 60 ~ 80mg，待症状稳定改善 4 ~ 5 日后，逐渐减量至隔日 5 ~ 15mg 维持数年。此法可避免用药初期病情加重。

长期应用激素者应注意激素的不良反应，如胃溃疡出血、血糖升高、库欣综合征、股骨头坏死、骨质疏松等。

（2）免疫抑制剂

适用于对肾上腺糖皮质激素疗效不佳或不能耐受，或因有高血压、糖尿病、消化性溃疡而不能用肾上腺糖皮质激素者。应注意药物不良反应，如周围血白细胞、血小板减少，脱发，胃肠道反应，出血性膀胱炎，肝、肾功能受损等。①环磷酰胺：成人口服每次 50mg，2 ~ 3 日 / 次，或 200mg，每周 2 ~ 3 次静脉注射。儿童口服 3 ~ 5mg/（kg·日）。②硫唑嘌呤：口服每次 25 ~ 100mg，2 次 / 日，用于类固醇激素治疗不佳者。③环孢素 A：口服 6mg/（kg·日），疗程 12 个月。不良反应有肾小球局部缺血坏死、恶心、心悸等。应严密观察血象及肝、肾功能，如出现骨髓抑制或肝、肾功能异常则立即停药。

（3）大剂量静脉注射免疫球蛋白

0.4g/（kg·日），静脉滴注，连续 5 日，用于各种类型危象，副作用较轻。

（4）血浆置换

在肌无力危象发生时，可进行血浆置换，以清除患者血浆中的乙酰胆碱受体抗体，迅速缓解症状。每次交换量为 2000mL 左右，每周 1 ~ 3 次，连用 3 ~ 8 次。起效快，但疗效持续时间短，仅维持 1 周 ~ 2 个月，随抗体水平增高而症状复发且不良反应大，仅适用于危象和难治性重症肌无力。

（5）胸腺切除

适用于合并胸腺瘤的重症肌无力患者，摘除胸腺后症状在近期可能加重，远期疗效较好，但症状严重者不宜手术。若术后病情明显恶化，则考虑辅以血浆置换、肾上腺皮质激素甚至呼吸机支持治疗。

（6）禁用和慎用药物

氨基糖苷类抗生素、新霉素、多黏霉素等可加重神经－肌肉接头传递障碍；

奎宁、奎尼丁等药物可以降低肌膜兴奋性；吗啡、安定、苯巴比妥、苯妥英钠、普萘洛尔等药物应禁用或慎用。

4.危象处理

危象指 MG 患者在某种因素作用下突然发生严重呼吸困难，甚至危及生命。须紧急抢救。危象分以下三种类型。

（1）肌无力危象

为最常见的危象，疾病本身发展所致，多由于抗胆碱酯酶药量不足。如注射依酚氯铵或新斯的明后症状减轻则可诊断。

（2）胆碱能危象

非常少见，由于抗胆碱酯酶药物过量引起，患者肌无力加重，并且出现明显胆碱酯酶抑制剂的不良反应如肌束颤动及毒蕈碱样反应。可静脉注射依酚氯铵2mg，如症状加重则应立即停用抗胆碱酯酶药物，待药物排除后可重新调整剂量。

（3）反拗危象

由于对抗胆碱酯酶药物不敏感而出现严重的呼吸困难，依酚氯铵试验无反应，此时应停止抗胆碱酯酶药，对气管插管或切开的患者可采用大剂量类固醇激素治疗，待运动终板功能恢复后再重新调整抗胆碱酯酶药物剂量。

（三）中医治疗

1.辨证论治

（1）脾气虚弱证

症状：疲倦无力，眼睑下垂，面色萎黄，语声低微，食少纳呆，腹胀喜按，大便溏稀，舌质淡，舌体胖嫩，舌苔薄白，脉细弱。

治法：健脾益气。

方药：补中益气汤加减。若脾虚生湿，加薏米、砂仁；若食少纳呆，运化失健者，加麦芽、谷芽；若卫表不固多汗者，加防风、糯稻根。

（2）脾肾阳虚证

症状：四肢倦怠乏力，抬头困难，或自幼双眼下垂，无力抬举，视物时仰首举额张口，或以手提脸，形寒肢冷，面色㿠白，颜面虚浮，腰膝酸软，少腹冷痛，下利清谷，小便清长，舌淡胖，边有齿痕，脉沉迟少力。

治法：温补脾肾。

方药：右归饮加减。若脾肾阴虚，见头晕眼花，耳鸣者，加龟板、鳖甲、何首乌；若形寒肢冷，阳虚明显者，加鹿角霜、淫羊藿、巴戟天。

（3）气血不足证

症状：凝视斜视，睁眼不能，肌肉瘦削，面色少华，爪甲不荣，头晕，神疲乏力，气短懒言，舌质淡，舌体瘦小，舌苔薄白或少苔，脉细弱。

治法：补益气血。

方药：归脾汤加减。

（4）肝肾阴虚证

症状：倦怠乏力，眼睑下垂，复视，口干，纳呆，腰膝酸软，眩晕耳鸣，失眠健忘，大便干结，舌质偏红，舌苔花剥或少苔，脉细弱或细数。

治法：滋养肝肾。

方药：一贯煎加减。兼阳亢者，加石决明、钩藤；有虚热或汗多者，加丹皮、知母。

2. 常用中药制剂

（1）补中益气丸

功效：补中益气，升阳举陷。适用于脾胃气虚证。用法：口服，每次6g，每日2次。

（2）参苓白术散

功效：益气健脾，渗湿止泻。适用于脾胃气虚证。用法：口服，每次6g，每日2次。

（3）杞菊地黄丸

功效：滋肾养肝。适用于肝肾阴虚证。用法：口服，每次6g，每日2次。

（4）人参养荣丸

功效：温补气血。适用于气血两虚证。用法：口服，每次1丸，每日2次。

3. 其他治疗

治法：祛邪通络，濡养筋肉。以手、足阳明经穴和夹脊穴为主。

主穴：上肢：肩髃、曲池、手三里、合谷、外关，颈、胸夹脊。

下肢：髀关、伏兔、阳陵泉、足三里、三阴交、腰夹脊。

配穴：湿热浸淫，配阴陵泉、大椎；脾胃虚弱，配脾俞、胃俞、中脘；肝肾阴虚，配肝俞、肾俞、太冲、太溪。上肢肌肉萎缩，在手阳明经上多针排刺；下肢肌肉萎缩，在足阳明经上多针排刺。

操作：夹脊穴向脊柱方向斜刺。肢体穴位可加用灸法，亦可用电针。大椎、尺泽可用三棱针点刺出血。

三、预后

少数病例于发病后 2～3 年内可自然缓解，多数病例需靠药物维持。一般而言，眼肌型预后较好，有些病人可长期保存劳动力和生活能力，有时长期局限于某些肌群，部分眼肌型可在 2 年内发展为全身型重症肌无力。危象是重症肌无力患者最危急的状态，病死率曾为 15.4%～50%，随治疗进展病死率已明显下降。

四、预防与调护

本病为自身免疫性疾病，主要是对肌无力危象的预防。养成良好的起居、饮食、生活习惯，避免感受外邪，加强锻炼，增强体质；禁用或慎用诱发或加重该病的药物，严格按医嘱服药；保持心情舒畅，避免精神刺激；注意休息，防止疲劳；避免引起危象的各种诱因，如防止感冒、避免怀孕等。应给予营养丰富、易消化的饮食以增强体质；吞咽困难、咀嚼无力者，给予流质或半流质食物。加强口腔护理，重症肌无力患者由于咀嚼、吞咽困难，伸舌不能，咽反射消失，口腔内常留有食物残渣，加之口腔分泌物过多，易引起口腔感染，必须保持口腔清洁。

参考文献

[1] 刘南．中西医结合内科急症学 [M]．广州：广东高等教育出版社，2019．

[2] 郭树明，丁文君，张保东．中西医结合内科急救与护理 [M]．兰州：甘肃文化出版社，2018．

[3] 徐进．中西医结合内科诊疗规范 [M]．北京：科学技术文献出版社，2017．

[4] 闵希骞．中西医结合内科诊断与治疗 [M]．上海：上海世界图书出版公司，2017．

[5] 刘南．中西医结合内科急症学 [M].2 版．广州：广东高等教育出版社，2013．

[6] 郑伯仁，张统文．简明中西医结合心内科诊疗手册 [M]．福州：福建科学技术出版社，2017．

[7] 韩云，谢东平，杨小波．内科重症感染性疾病中西医结合诊治 [M]．北京：人民卫生出版社，2020．

[8] 朱生梁，王晓素．中西医结合消化内科临床手册 [M]．北京：科学出版社，2016．

[9] 许光兰，陈平．呼吸内科中西医结合诊疗手册 [M]．北京：化学工业出版社，2015．

[10] 徐翠玲．内科疾病中西医结合护理 [M]．武汉：湖北科学技术出版社，2013．

[11] 付艳红，冷宏伟，莫嵘．中西医结合内科学 [M]．长春：吉林科学技术出版社，2019．

[12] 张亚宁，祁梅，白晔．常见病中西医结合诊疗 [M]．南昌：江西科学技术出版社，2018．

[13] 刘翠，官亚东，陈秀娟，等．中西医结合护理学 [M]．北京：科学技术文献出版社，2016．

[14] 郭广冉．中西医结合临床急危重症诊疗学 [M]．长春：吉林科学技术出版社，2019．

[15] 陈志强，杨关林．中西医结合内科学 [M]．3 版．北京：中国中医药出版社，2016．

[16] 刘镇，刘惠灵，霍敏俐．中西医结合急危重症医学 [M]．昆明：云南科学技术出版社，2020．

[17] 武蕾，刘化峰，霍玉贤，等．呼吸内科中西医诊疗学 [M]．北京：科学技术文献出版社，2018．

[18] 陈晓庆．临床内科诊治技术 [M]．长春：吉林科学技术出版社，2020．

[19] 赵素芳．现代中西医结合护理学 [M]．天津：天津科学技术出版社，2017．

[20] 王文健．社区常见病中西医结合防治指南 [M]．上海：上海科学技术出版社，2019．

[21] 兰彩虹．常见内科疾病中西医诊治与进展 [M]．赤峰：内蒙古科学技术出版社，2019．